Pour contacter l'auteur :
eric.hennekein@reflectivepartner.fr

22, rue Huyghens, 75014 Paris
ISBN : 2-84454-286-7

e-mail : contact@dervy.fr

SI TU N'ARRIVES PAS
À ÊTRE ENCEINTE…

… JE TE DIRAI
POURQUOI

Pour des raisons d'anonymat, les exemples cités dans ce livre ont été modifiés mais sans que cela n'altère le sens.

Éric HENNEKEIN

SI TU N'ARRIVES PAS À ÊTRE ENCEINTE...

... JE TE DIRAI POURQUOI

Savoir libère la grossesse

Éditions Dervy
204, boulevard Raspail
75014 PARIS

Également dans la collection

« Chemins de l'harmonie »

Alchimie du bonheur. Utiliser le stress pour réussir sa vie, Isabelle Filliozat.

Bien dormir, source d'énergie. Sous les ailes du sommeil, Martine Gay.

Bienheureuse maladie, Bruno Repetto.

Les Cakras. L'anatomie vitale de l'homme (tome I), Michel Coquet.

Les Cakras et l'initiation. Les techniques, surtout spirituelles, pour veiller sans danger les cakras (tome II), Michel Coquet.

Le Chemin de vie, Michèle Petit.

Dessine et guéris-toi, Dr Raphaël Cario.

Évolution intérieure et problèmes psychologiques, Dennis Boyes.

Le Kinomichi. Du mouvement à la création. Rencontre avec Masamichi Noro, Raymond Murcia.

Par la musique deviens qui tu es. Un itinéraire pédagogique, une voie de transcendance, Monique Deschaussées.

Principes de la médecine selon la tradition, Gilles Andrès.

Renaître. Vers une psychanalyse du souffle, Dominique Levadoux.

Comment soigner autrement votre animal de compagnie, Dr Christophe Arvy et Dr Jean-François Moniot.

Se libérer du destin familial, Élisabeth Horowitz.

Comment utiliser et développer votre magnétisme, Guy Biadatti.

Feng Shui, Sophie Merle.

La Guérison a ses raisons que la raison ne connaît pas, Gabrielle Ricq-Chappuis.

Se libérer du temps généalogique. Déprogrammer son destin par la Psychogénéalogie, Elisabeth Horowitz et Pascale Reynaud.

Découvrez et interprétez votre paysage intérieur par le dessin, Dr Raphaël Cario.

Une nouvelle thérapie sensitive, Jean Mahler.

AVERTISSEMENT

Cher lecteur,

J'ai écrit ce livre pour faire partager mon expérience professionnelle de travail acquise auprès d'hommes et de femmes dans l'attente de la venue d'un enfant, mais aussi auprès de personnes venues me consulter pour tenter de mieux comprendre les difficultés, les tensions ou les épreuves qui jalonnent le chemin de leur vie, de leur réalisation.

Ce livre appartient à tous ceux qui m'ont fait et me font confiance, à tous ceux avec lesquels j'ai versé des larmes d'émotion, de joie ou de tristesse. Je souhaite par cet ouvrage permettre, aujourd'hui, demain, à des gens qui cherchent, encore et toujours, qui vivent des moments d'espoir, mais aussi de désespoir, puis passent par des périodes de vide, où l'on ne croit plus en rien, où l'on ne sait plus rien, ni où aller, ni que faire, afin qu'ils puissent lire, savoir.

J'ai essayé d'imprégner cet écrit de mon engagement personnel dans ce métier, d'aide, de passeur – d'une étape à une autre de leur vie – que je pratique avec entrain, en cherchant à être toujours plus précis, plus strict et professionnel. Dans ma pratique quotidienne, je cherche à être vrai, à parler sans flatterie en abordant les problèmes de front. C'est le prix de réussites extraordinaires, mais aussi d'inimitiés.

Je n'ai pas volonté de faire école, de fédérer des sympathisants ou d'être frondeur. Je veux simplement apporter ma réflexion, les conclusions auxquelles, personnellement je suis arrivé aujourd'hui, en sachant qu'à chaque jour suffit sa peine, et qu'inlassablement, demain, je remettrai mon métier sur l'ouvrage.

Cher ami(e), maintenant que je t'ai ouvert les voies de mon cœur, si quelques velléités t'animent, si en compulsant cet ouvrage par une lecture en « diagonale », si la forme, l'esprit ou le fond ne te laissent pas tranquille ou t'indisposent, repose ce livre, pour le moment peut-être, pour le reprendre plus tard, dans de meilleures dispositions, ou non. Je te souhaite de ne pas te perdre dans de vaines polémiques, destructrices, mais sache que si tu persistes, je me suis protégé, en écrivant ce livre par trois choses : par la sincérité de cet ouvrage, par l'étude et la prière, mais aussi, par la préparation à l'affrontement.

Quant à toi, cher ami(e) lecteur(trice), lorsque tu liras ce livre, je souhaite qu'il te traverse, t'accompagne, te guide et te conduise en nous permettant de faire un « bout de chemin » ensemble.

Je dédie ce livre :

– à toutes les mères,

– mais à ma mère, en particulier, bien qu'un profond silence nous sépare,

– à ma première femme qui par son acharnement à s'opposer à mon travail, à mes recherches, a contribué indirectement, et bien malgré elle, à faire ressurgir, du plus profond de moi, la libération de mes forces cachées et à exprimer la recherche de ma vérité,

– mais, surtout à mes filles Heïdel-Sarah, Freïdel-Yehoudith, et Bat-Shéva, ces mères du futur, porteuses de tous les potentiels, de l'espoir.

Tous mes remerciements à Dan,
qui m'a tendu une main généreuse,
d'une oreille attentive m'a écouté,
de ses pensées m'a soutenu,
dans les douleurs et les joies pour
avoir « à coucher » (de) ce
livre sur le papier.

INTRODUCTION

De mon histoire familiale, de celles des autres...

Mon père et mon oncle, son frère aîné, ont perdu leur mère des suites d'une maladie en 1946, alors que mon père était âgé de onze ans. Son père s'est remarié quelques années plus tard et a quitté sa Lorraine natale pour vivre dans le Sud de la France avec sa deuxième épouse. Si les bribes d'histoires familiales qui me sont parvenues ou si le souvenir que j'en ai enregistré sont fiables, la mère de mon père était une femme douce, sensible. Au contraire, la « belle-mère » de mon père, que je n'ai rencontrée que quelquefois durant toute mon enfance, semble avoir été froide, distante, ne cherchant pas de contact avec les deux premiers garçons de son mari. Il semblerait même qu'elle ait « cherché des histoires », histoire de mettre une distance émotionnelle, affective entre le couple des parents qu'ils formaient et les deux fils, au-delà de la distance géographique. Où fut la volonté de mon grand-père paternel ? S'est-il laissé manipuler ou lui a-t-il été difficile de développer sa force personnelle ? En tout cas, ils n'ont pas eu d'enfant ensemble, mais ils vieillirent « vieux », assez repliés sur eux-mêmes ; mon grand-père est décédé le premier, il y a deux ans – par courtoisie ou pour « rééquilibrer » le décès de sa première femme ? Il avait quatre-vingt-seize ans.

En revanche, dans la famille de ma mère – première de deux filles après un frère aîné –, il est intéressant de noter que le couple de ses parents était très nettement dominé par mon grand-père maternel. C'était un homme autoritaire, qui laissera ma grand-mère veuve, décédant des suites d'un cancer de l'intestin qui s'est généralisé, à l'âge de soixante-douze ans.

La relation de mes parents s'est-elle faite d'un premier amour ? L'histoire familiale ne le transmet pas, mais, moins de neuf mois après leur mariage est né mon frère aîné, puis treize mois après lui, je suis arrivé. Deux et cinq ans après, naîtront mes deux jeunes sœurs. Une famille de deux garçons et deux filles, mathématiquement organisée, comme se plaisait à dire mon père ! Avait-il « réussi » à reproduire, puis à les dépasser, les deux fils de son propre père ? Le fait est là.

Pour être précis, et pour l'anecdote, mon oncle, le frère de mon père, a eu une première fille, et après un long intervalle de plus de dix ans, naîtront, sur le tard, « coup sur coup » deux garçons !

Le fait de la vie – est-ce que la vie a fait ? – est-ce que ma mère a été suivie médicalement pour dépression, à la naissance de ma première sœur, et est restée jusqu'à ce jour sous antidépresseurs ? Signes précurseurs des années « Prozac », faute à « pas de chance », ou conflit personnel, de couple, ou plus profond, qu'elle, qu'ils n'ont pas pu, su, voulu dépasser. Ce sont des éléments objectifs, pièces du puzzle familial, dont chacun a la liberté de composer, recomposer sa vérité, ou pas, de voir son chemin de vie, ou pour le moins la porte initiale, mais aussi initiatique, par laquelle a commencé l'ignition de sa propre vie.

Mais, ce qui m'a le plus interpellé, dans l'observation de mon histoire familiale, est la « reproduction » de cette mère morte physiquement pour mon père, et psychiquement pour ma mère. Ce n'est pas à confondre avec la mer du même nom, qui est en réalité une mer de sel..., paysage magnifique, merveilleux, aux mois d'octobre-novembre ou mai-juin, lorsqu'il y a peu de touristes. C'est splendide, irréel, vraiment unique au monde, et les bienfaits que cet endroit procure remettent le corps et les idées en place.

L'histoire ne s'arrête pas en chemin, car mes deux sœurs n'ont pas d'enfant à ce jour.

Pour aller jusqu'au bout des détails, mon frère aîné a trois garçons, et moi, de mon premier mariage, trois filles ! Cela prend un tour merveilleux, lorsque les « sciences humaines » deviennent, elles aussi, à leur tour mathématiques.

Je n'ai eu ce sentiment de merveilleux que rétrospectivement car j'ai souffert de cette situation, et ce n'est qu'après une longue introspection, une autoanalyse que... J'ai réalisé cette démarche seul mais je me suis fait aussi très souvent accompagner, ponctuellement – bien que l'expression en français dise « mieux vaut être seul que mal accompagné ». Je m'en explique. Je n'ai jamais accepté qu'une oreille attentive, un accompagnant, un thérapeute, un psy, un analyste, m'accompagne au-delà d'une question que je m'étais posée explicitement et préalablement à la consultation. Il m'est néanmoins arrivé de consulter à nouveau le même intervenant pour différentes questions, mais ce fut de ma propre initiative. C'est de mon expérience personnelle, que j'ai tiré par la suite ce qui deviendra « ma méthode », bien qu'elle ne m'appartienne pas. Pour être plus juste, j'ai relevé, révélé, réveillé un mode opératoire, dont le mécanisme sous-tend le fonctionnement naturel de ce monde, et que d'autres personnes ont, de leur côté, mis en application. Voici le principe premier que j'applique, avec souplesse.

J'ai souffert de cette situation familiale qui s'est imposée à moi. Faut-il dire, à l'instar du dalaï-lama, dans son livre *Le sens de la vie* que les réincarnations successives permettent à l'individu de se perfectionner, de se libérer de lui-même ? Le bouddhisme version occidentalisée est une adaptation qui existe. J'ai rencontré beaucoup de personnes qui me dirent méditer dans un métro, un train ou un avion : version web, temps modernes, de l'imagerie d'Épinal du moine vivant retranché du monde. D'ailleurs, c'est bien ce que pratique, à l'extérieur pour le moins, l'actuel dalaï-lama, en parcourant le monde, pour semer sa bonne parole. Ceci n'est qu'un exemple, non pris au hasard, mais que l'on retrouve dans beaucoup d'autres « ordres », obédiences ou croyances. Extérieurement, plus que superficiellement, acceptons.

Digressions mises à part, voici ma réflexion personnelle, familiale, mais qui est aussi dans « l'air du temps », que je résume en disant qu'il incombe à notre génération de trouver comment séparer un regain de recherche spirituelle, du psy, de l'ivraie de religiosité.

... à ma profession : accoucheur d'hommes et de femmes

Pour ma part et pour faire plus court, sans exprimer de croyances personnelles, j'ai remarqué que l'homme, et donc moi le premier, vit des situations de contraintes auxquelles il « s'invite » pour se libérer lui-même, se libérer de lui-même, en quelque sorte accoucher de lui, à lui. Bien souvent, comme à ma propre naissance, d'ailleurs, il faudra l'utilisation de forceps, par un manipulateur extérieur, pour permettre à l'enfant de se libérer de son enfermement et se révéler, se réveiller à un autre monde, à un nouveau monde. Mais par la même occasion, le nouveau-né libère la parturiente, qui pourrait, bien lui en prendrait, à mon avis, ne pas se contenter de contempler de l'extérieur son rejeton, avec toute la famille et les proches réunis de concert, – pour immortaliser, fixer ou figer (?) l'événement par une traditionnelle série de photographies que l'on pourra trier soigneusement pour organiser une mémoire sélective. Pendant que chacun s'esclaffe, allant de son : « il ressemble à .. », elle pourrait mettre à profit ce moment propice à se recon*naître* elle-même – ce qui peut/pourrait être une étape, un préliminaire, en tous les cas préférable, faute de mieux, à continuer à se perdre en elle-même. Ultime étape de sa libération, accouchement d'elle-même, mais aussi laisser vivre, au lieu de l'étouffer, et permettre à son enfant de respirer la vie à pleins poumons. Faute de quoi, il est fort à parier que ce nouveau-né saura s'époumoner pour se faire entendre par d'autres voix, d'autres voies !

Je reviendrai longuement sur nombre de points évoqués ici, je souhaitais cependant, d'emblée, raconter comment m'est venu cette volonté, particularité, intérêt, spécificité, spécialité d'accoucheur d'hommes et de femmes, – eh oui ! pour moi les hommes aussi accouchent et assistent également, ce fut une mode encore d'actualité, à l'accouchement de leur conjointe ou compagne. Cela est important aussi pour accoucher d'eux-mêmes, comme il serait souhaitable, puis aussi, et par la suite, pour aider leurs proches à se trouver, leur proposer d'accoucher aussi d'eux-mêmes, ce serait génial... Enfin bref : l'accoucheur, accoucher de lui-même pour faire accoucher l'autre ! L'important c'est que cela ne reste pas une histoire *à coucher...* dehors ! En dehors de soi bien sûr !

Si tu n'arrives pas à être enceinte... ... je te dirai pourquoi va permettre, dans un premier temps de révéler, de transmettre aux hommes et aux femmes, aux couples, l'expérience que je vis au quotidien, depuis plus de douze ans, et qui a permis la naissance de nombreux enfants.

Je souhaite que ces quelques pages, ces idées, permettent à ceux et celles qui cherchent de trouver quelques pistes supplémentaires, les mettant sur le chemin merveilleux, de s'accepter personnellement pour accepter la venue de cet autre, l'enfant. Enfant tant attendu.

À bon entendeur, je reste à l'écoute de ceux et celles qui le souhaiteraient.

Chapitre I

Du bien-être à l'Être

Il y a des situations familiales qui poussent, obligent, plus sûrement à se poser les questions du « sens de la vie ».

Je suis né au début des années soixante, la période de reconstruction de l'après Seconde Guerre mondiale était passée. Les affres de devoir panser (mais pas encore penser !) les dernières plaies de celle-ci avaient mis entre parenthèses, aussi un regard, une interrogation de/sur soi. La compréhension de soi était réservée à une certaine élite intellectuelle ou à quelques précurseurs. Ailleurs, les années Freud battaient leur plein bouillonnement, la psychanalyse vivait son essor (mode ?) et faisait participer des initiés « à part ». Elle allait permettre, contribuer à l'effervescence de Mai 68.

Jusque dans les années quatre-vingt environ, j'ai étudié, en faisant un parcours scolaire plutôt classique, ni bon ni mauvais élève, assez solitaire, somme toute, et ne partageant pas mes idées. Ce fut pour moi une lente période d'incubation pendant laquelle m'ont toujours accompagné des lectures qui étaient à l'ombre de mes pensées, de ma recherche personnelle : *Le Prophète* de Khalil Gibran, *Jonathan Livingston le goéland* de Richard Bach, *Le Chemin le moins fréquenté* de Scott Peck, *Le Guerrier pacifique* de Dan Millman ou plus récemment *Le Monde de Sophie* de Jostein Gaarder. Bien que j'aie avalé, contraint et forcé par les programmes scolaires, les classiques de la littérature, j'ai aussi pioché dans la bibliothèque relativement fournie de mon père d'autres livres, sans compter ceux qu'il achetait et laissait traîner sur la table basse du salon, face à la cheminée, au grand dam de ma mère. J'ai également fait la lecture d'autres livres que j'ai reçus d'un oncle instituteur tels que les grandes fresques de Zola, les romans de Balzac et d'Hemingway, etc. Je les ai découverts, plongé dans leurs histoires durant de longues heures de lecture, allongé sur une chaise longue dans le jardin de la maison de mes parents, dès les premières chaleurs de l'été. Je commençais lorsque les études s'arrêtaient pour en ressortir début septembre avec le retour sur les bancs de l'école.

De l'abondance de la littérature sur le bien-être

Depuis les années quatre-vingt-dix, les étagères, les tables de présentation et les vitrines de nos grandes librairies, des supermarchés ne désemplissent pas, surchargées de tas de nouveaux ouvrages sur le bien-être, sur les méthodes diverses et variées pour se libérer de son stress, du tabac, en passant par la pratique du massage à la communication dans le couple, etc. C'est ainsi que le dernier Ricard (Matthieu bien sûr), le beaujolais nouveau côtoient le « nouveau Cyrulnik » ! Dans le rayon d'en face, vous ne serez pas surpris de trouver votre bonheur dans le fromage (*Qui a piqué mon fromage* de Spencer Johnson), et non loin des agrumes, vous trouverez un zeste de livres zen, de Feng Shui et le dernier dalaï-lama (ne me demandez pas lequel il doit y en avoir pas loin de quatre-vingt-dix !), et vous pourrez acheter simultanément un rouleau à pâtisserie et *Le Petit Guide de la scène de ménage* ! Chacun de ces ouvrages y allant de sa méthode prometteuse d'effets spectaculaires et définitifs, par une simple pratique assidue de quelques minutes par jour !

… en passant par ce livre sur le bien naître !

C'est à juste titre ce que vous pouvez me rétorquer.

Alors, comment ne sommes-nous pas encore arrivés à la félicité éternelle avec une telle profusion ! À moins que cela n'en soit que les prémices ?

Il est facile de faire la même constatation de la prolifération, du côté de votre marchand de journaux, sans faire une quelconque publicité, et encore moins livrer un inventaire exhaustif, de titres de revues, de magazines, tels que *Bien dans ma vie*, *Femme Psycho*, *Psycho maman*, *Psychologies Magazine*, etc., et plus récemment *Réponses Psy*, et bien d'autres. Dans cette jungle, tant par la profusion des titres assez proches dans l'approche des sujets traités, que l'on retrouve chez tous les grands éditeurs, que par « le saucissonnage » des problématiques abordées, laissent le béotien dubitatif, expectatif : on trouve un peu de tout et de tout un peu !

Il sera extrêmement difficile de se repérer, d'avoir une vision d'ensemble, savoir par quel bout aborder un sujet ou une problématique. Le choix des lectures se fait « au petit bonheur la chance », par « ouï-dire » ou « parce qu'on en parle » plus que par une compréhension structurée.

Tout *a priori* peut paraître intéressant à lire, tout doit pouvoir contenir une parcelle de vérité et apporter une pierre à l'édifice de celui qui cherche à se construire, à avancer, à résoudre un sujet qui le préoccupe.

« Express yourself »

Même un marchand de café vient nous interpeller par son slogan publicitaire, mi-plaisanterie mi-provocation, sollicitation à un message dans l'air de notre temps, qui n'est plus volatile, mais dont la massivité de l'impact, le poids des mots nous laisseraient porter à croire que la consommation de ce café participera à l'expression de nous-même ! Tout au plus, il nous excitera, nous rendra plus nerveux, et de par ce fait donc, moins à même de nous écouter, d'avoir la patience de comprendre, de réfléchir sur nous-mêmes, sur la/les prises de décision(s) que la vie impose quotidiennement. Donc, de ce fait il participera à l'effet inverse : nous éloigner de nous-même. Alors, est-ce pousser le bouchon un peu loin ? Ou faire une exploitation à contre-pied et/ou à outrance d'un questionnement latent concernant plus ou moins tout un chacun dans nos sociétés ? Chaque individu est animé par cette demande, à la condition qu'il ne soit pas pris dans des questions trop prégnantes liées à l'existence sur des sujets tels que l'argent, le travail, la santé, la famille, etc. Toutes les formes de précarité laissent planer une insécurité et l'expression de soi est reléguée au second plan, dans l'ordre des préoccupations. Ces derniers, d'ailleurs, seraient plus tentés de lire dans le marc dudit café pour tenter de voir ce que l'avenir peut leur prédire comme messages d'espoir !

Chaque annonceur, chaque agence de publicité, de communication a bien compris, pressenti la fragilité, le besoin, l'attente dans lesquels nous sommes tous plus ou moins plongés, prostrés pour ne pas se priver d'exploiter cette fibre fragile, sensible, exacerbée de notre intériorité. À moins que cela ne vienne pour nous inciter à nous maintenir dans une autre vigilance, qui cette fois-ci n'exacerbera pas notre nervosité extérieure, mais qui fera que nous resterons enclins à un constant rappel à la vigilance ? En faisant un effort mental de traduction simultanée, à contresens, il faut comprendre : « Ne prends pas d'excitant, de café, cela n'est pas compatible avec l'expression de soi ! » Message revu et corrigé, par nos bons soins, déjà plus assimilable et qui vous donnera le plaisir de profiter, à bon escient, d'une tasse de café, pour son effet positif.

« Entrez dans la légende »

Laquelle ? Entrez dans la légende : serait-ce une invitation publicitaire d'un constructeur de voitures qui vous laisserait subodorer qu'en achetant le tout dernier modèle ultra-perfectionné, dernier cri – aurait-il lui aussi poussé un cri primal ? –, de sa production (mais non pas de sa reproduction !), vous entreriez dans la « légende » des propriétaires mythiques de... vraiment ? *Really me to* (prononcer « mitous » muthos bien sûr !). Motus et bouche cousue, j'arrête là d'en découdre car vous m'avez bien compris tout cela ne rime à rien (dans les mots tout au plus). Ce n'est que de la spéculation afin de vous embobiner, vous faire lâcher vos picaillons, et acheter l'objet, la voiture, qui ne vous fera entrer dans aucune légende, et surtout pas la vôtre ! Tout au plus vous rêverez quelque temps de cette légende en caressant le cuir de votre intérieur et l'odeur des boiseries. Mais rapidement, lorsqu'il vous faudra ramener à la rue Legendre votre bolide à l'entretien, la dure réalité du montant de la facture vous fera sortir de la fable pour vous faire recompter vos tables de multiplication, en écorchant sensiblement votre porte-monnaie. Cela vous remettra les pieds sur terre et vous apprendrez à vos dépens et à vos dépenses aussi (!) que les légendes, cela se paye.

Après les légendes anciennes, voici la version « cholesterol free » de nos légendes de marketing commercial poussant le marché de la consommation...

De « l'angoisse de Coelho »...

L'alchimiste a très certainement contribué, en surfant sur la vague de la littérature *New Age*, par son spectaculaire succès commercial, à mettre en exergue la notion chère à Paolo Coelho de trouver, de se « brancher » à, de réaliser sa légende personnelle, pour devenir le maître de sa destinée : entre le « senti maître » et le « senti naître », vous avez déjà saisi où je me situe ! Voilà, les mots sont lancés, correspondant à une réelle attente de notre époque, plus ou moins repue de ses besoins matériels, plutôt désabusée par les progrès technologiques. Elle se situe plus dans l'attente de grandes découvertes dans la lignée de Louis Pasteur ou de Pierre et Marie Curie, par exemple, dans une version actualisée et que l'annonce de la découverte d'un vaccin contre le sida pourrait étonner et certainement rassurer – ayant, aussi, fait fi de se repaître de réussite financière, économique.

Le phénomène Coelho et son genre, famille littéraire, est difficile à circonscrire : il procède du roman initiatique, tout comme *Jonathan Livingston le goéland* ? tandis que d'autres auteurs dans une mouvance, toutefois assez proche, comme James Redfield *La Prophétie des Andes*, ou T. Lobsang Rampa, ou Shirley Mac Laine *Le voyage intérieur* font partie des lectures ésotériques. Ces derniers se partagent la place aussi avec la numérologie, la voyance ou la réincarnation, la kabbale, le Feng Shui et la franc-maçonnerie : quel mélange de genres étonnant et détonant !

Je ne vous cacherai pas que j'ai passé une journée et demie d'une fin de semaine pluvieuse, enfermé à lire *L'alchimiste*, littéralement scotché par la découverte. Ayant pris le recul nécessaire, indispensable, je compris que cela restait de l'histoire, du roman et que même en mettant tout cela sens dessus dessous, cela ne valait pas la peine (sauf le divertissement) de mettre un kopeck de plus dans cette utopie de vie à cent sous. Je me garde d'acheter un seul autre livre de l'auteur, car l'engouement de certains aujourd'hui risquerait de laisser place demain à une pathologie « l'angoisse de Coelho » que d'autres développeraient en réaction, et qui se caractériserait par une perte de sens, de maîtrise, de leur propre vie : celle-ci bien réelle et non pas dans l'utopie.

... au prix Nobel de la paix intérieure

Dans la mosaïque du « développement personnel », les titres tous aussi aguichants deviennent plus prosaïques, *Transformer votre vie* de Louise L. Hay, et par d'autres auteurs *Cessez d'être gentil, soyez vrai*, *Pleins feux sur votre vie*, *La Puissance de la pensée positive*, en passant par du *Mars et Vénus* décliné dans de nombreuses versions (usées jusqu'à la corde !) de John Gray, de Jacques Salomé, Catherine Bensaid ou Deepak Chopra.

Tous ces « nouveaux sorciers du bien-être », titrait l'*Express* du 20 novembre 2003, prêchent pour un développement personnel afin d'accéder à/vers un bonheur intérieur : chacun abordant dans une optique positive et ayant pour finalité d'être plus heureux, en partant d'expériences, de cas pratiques et concrets. Ils distillent leurs messages, modes d'emploi ou recettes ; ce qui, partant de ces bonnes intentions, doit permettre à l'homme, plus exactement au lecteur, de trouver un chemin de progression vers lui-même et contribuer à sa réalisation personnelle. Ils se situent dans la proche banlieue, à la frontière de la psychologie classique de Willy Pasini, avec par exemple son *Courage de changer* ou de Daniel Goleman *L'Intelligence émotionnelle* et de nombreux autres.

Bravo. Des tas de sujets sans conteste passionnants, dont tout un chacun, dans l'absolu, devrait pouvoir tirer pour le moins un intérêt, voire un bénéfice. J'attirerai l'attention sur le fait qu'il me semble difficile de passer de l'idéal, proposé par le titre très vendeur projeté sur la couverture de l'ouvrage, à la réalité. Il ne doit pas être évident que le contenu soit digérable par le lecteur, qu'il soit transformable *in situ* dans la vie de l'homme, en acquis, rien ne permettant de valider une progression réelle, concrète.

Maintenant, plus ou moins occupés à gérer l'immédiat dans nos vies, nous pourrions aussi être tentés de fuir vers quelque eldorado prometteur, par manque de clarté, manque de compréhension de notre chemin de vie. Je vous propose que face à l'achat d'un livre sur l'un de ces sujets de développement personnel, vous vous posiez la question, par exemple : est-ce bien de « Courage de changer » dont j'ai besoin maintenant pour développer harmonieusement ma vie ? Si vous pouvez vous répondre sincèrement oui, alors passez à l'acte d'achat. Dans le doute, il vous sera plus profitable de reposer l'ouvrage et de vous reposer la question de votre progression, quitte à vous faire aider.

Dans l'absolu, nous avons tous besoin de ces projets prometteurs, « Oser », « Lâcher prise », « Vivre heureux », etc., d'avoir des connaissances sur ces sujets, de se transformer sur chacun d'eux. Mais il faut faire attention à ne pas tomber dans le piège de l'illusion de « travailler » sur soi. Cette intention est aussi noble qu'à la mode, mais dont il n'est pas évident que vous en tiriez les fruits, et qu'après réflexion, le temps passant, vous ayez la tranquillité, l'assurance d'avoir fait un réel progrès, un réel chemin et par la même occasion d'avoir proposé à vos enfants, à votre entourage, un chemin de vie.

L'anti pape de ce mouvement de développement personnel serait pour moi l'emblématique dalaï-lama, qui sous les fenêtres de ma consultation à New York, distillait à Central Park, cet été encore comme il le fera aussi à Paris quelques semaines après, devant plusieurs centaines de milliers d'auditeurs, ses paroles de tolérance, de non-violence. Il rappelle à qui veut l'entendre que toutes les religions sont des voies d'accès à l'éveil de la conscience et par ce biais-là qu'il n'est pas utile de se convertir au bouddhisme. Il incarne le chef spirituel – aussi fortement présent en librairie comme je l'ai déjà fait remarquer plus haut – et fait figure, bien qu'à part, d'une personnalité très présente. L'aura de sa personnalité, doublée d'une image fortement médiatique en fait un personnage majeur, incontournable (applicable ou pratique ?). Pendant ce temps, les paroles de certains cheikhs assassinent – ne se contentant pas des mots et poussant à l'acte d'ultime violence (d'ailleurs cela rime avec le nom de l'un d'eux tristement connu !), les paroles à peine audibles d'un pape sénile qui nous inspire le respect dû à son âge avancé et à sa maladie, n'aspirent à aucun véritable message, l'absence quasi totale d'expression des rabbins désole.

Du bien-être collectif à l'être individuel

Comment évaluer notre bien-être collectif ? Par un taux de croissance économique ou par des statistiques sur l'intégration des jeunes diplômés dans le monde du travail ? En écoutant des discours politiques prometteurs ou en achetant sur Internet une semaine de vacances à Saint-Domingue ?

À moins que l'écoute distanciée de quelques grands sujets d'actualité, souvent montés en épingle par la presse, puisse nous permettre d'en découdre.

Par exemple.

« Mettre les voiles ! »

Ces voiles-là ne servent pas à surfer mais sont quand même un courant « éclectique » qui nous emporte vers une dérive de la raison et nous éloigne pour finir par nous faire sombrer dans des abîmes sectaires. Ceux-ci peuvent se montrer, certes utiles sur le plan individuel, temporairement, en réaction pour permettre d'affronter ses doutes et renforcer son besoin de croire en une vérité absolue mais de là, à croire qu'ils sont porteurs de l'unique message, de la bonne nouvelle ? C'est une autre forme de messianisme, comme l'histoire en a produit, une réalité qui doit refaire surface en période de grandes crises de non-maîtrise de sa propre destinée faisant soudain des embardées incontrôlées et trouvant résonance sur fond d'incertitudes économiques, sociales.

Nous devrions nous poser la question de savoir pourquoi en France cela prend une proportion devant agiter un débat national, un projet de loi, etc. ? Ne serait-ce pas une de nos pures productions franco-françaises ? Notre République ne reste plus aussi platonique lorsqu'il s'agit de réactualiser, re-comprendre, redéfinir la séparation du « clergé et de l'État ». Elle réagit en faisant d'un côté une lutte, utile certes aux sectes mais en faisant accoucher une montagne d'une fourmi alors qu'elle entretient des castes qui ont tout du pouvoir sectaire et dont les dépenses et déficits budgétaires endémiques sont dirigés par des individus aussi dispendieux que la cigale des fables de La Fontaine en vidant les caisses de l'État ! Pourquoi ?

Et si nous acceptions de prendre conscience de notre scepticisme ambiant, de notre propension à critiquer systématiquement, de notre difficulté à être agissants, à retrouver un entrain à la vie, à être novateurs, en dépassant d'inutiles chasses aux sorcières qui tiennent plus du faux-fuyant pour éviter d'affronter une réalité qui nous dérange. C'est dit : inutile de se voiler la face !

Alors vous ne changerez probablement rien, tout comme moi d'ailleurs (qu'en savons-nous ?) mais vous resterez lucide, vous conserverez le contrôle de votre destinée et vous participerez à vivre avec vous-même en meilleure entente – ce n'est déjà pas si mal – et vous rencontrerez probablement des gens qui partagent vos projets, vos attentes.

En quoi tout cela concerne-t-il notre propos ? Dans le fait que je vais vous solliciter, vous déranger dans ce livre pour vous faire dépasser vos blocages, ou plus exactement les carcans, les camisoles de force qui nous sont imposés. La difficulté sera de se détacher, de vivre à la fois cette réalité qui vous plombe les deux pieds sur terre et de prendre votre envol dans la réalisation de votre souhait de paternité, de maternité (de réalisation en devenir de vous-mêmes) ; car sans un brin d'espoir, de « folie », comment s'ouvrir à faire venir des enfants dans ce monde : Pour quel avenir ? Pour partager quelles aspirations ?

Les menaces de guerres, d'attentats sont présentes aux portes de nos pays. La presse quotidienne se charge de nous le rappeler au jour le jour, mais de façon plus sporadique que cela, à l'intérieur même de nos grandes villes. Vous ne devez pas pour autant devenir des kamikazes de votre vie et sacrifier votre réalisation ou la laisser s'altérer.

À New York, j'ai entendu à plusieurs reprises qu'une femme sur dix affronte des difficultés de fertilité, stress oblige, dues à une qualité ou humanité de vie difficile (?), ou plus simplement par manque de sens à leur vie où les manques de *repères* (eux aussi) ne font plus des mères aussi instinctivement !

De la psy à l'Être

Après les différentes tentations que je viens d'évoquer pour progresser et essayer tant bien que mal de trouver son chemin de vie, il faut aborder l'incontournable « psy ». Ce n'est pas l'emblématique Woody Allen qui viendra me contredire, bien qu'il ait, et cela est mon avis, quelques difficultés à nous convaincre du bien-fondé de sa démarche personnelle. Étant donné qu'il prend tout à contre-pied, s'obligeant à un raisonnement par l'absurde face à son affrontement des affres de son intériorité, peut-être a-t-il choisi d'en jouer, d'en user, abuser, comme moyen pour parvenir à sa réussite sociale, et laissant en plan le fond du problème ?

La tentation de la diva, du divin, du divan !

Plutôt que de se perdre en spéculations hasardeuses pour découvrir plus ou moins égoïstement son intériorité, sa légende personnelle, et si nous commencions à regarder nos parents tels qu'ils sont, tels qu'ils furent, et quel est le message, le potentiel d'éducation, de connaissance de nous qu'ils devaient nous transmettre. Devaient-ils aussi par la même occasion se permettre de se libérer à eux-mêmes, en se trouvant face à leur enfant, face à chacun de leurs enfants ? Ont-ils saisi cette opportunité ou plus ou moins égoïstement, lâchement, par incompétence ou incohérence avec eux-mêmes s'en sont-ils privés, vous ont-ils imposé ce handicap supplémentaire au bon déroulement de votre vie ?

Il peut s'agir du simple manquement, plus ou moins grave, à la responsabilité de parents. Il est assez rare que cela soit un délit – atteinte aux mœurs, à la dignité, à l'intégrité, aux soins et besoins basiques de l'enfance, adolescence, etc. Mais il est très commun d'avoir subi pour le moins un harcèlement, plus ou moins avéré, ou une indifférence, plus ou moins feinte, du/des parent(s) dans la compréhension de l'adversité qui se trouve dans l'enfant qu'ils viennent de mettre au monde.

Il me semble que c'est ce que nous sommes en droit d'attendre d'une démarche en « psy » à moins qu'elle ne soit, ne se soit cantonnée à un mode, une mode, de résolution de souffrances avérées, pour le moins un accompagnement prophylactique.

La psychanalyse est morte : vive la psychanalyse !

Vous connaissez certainement la plaisanterie d'une mère qui sermonne son fils en lui faisant promettre, jurer, de ne jamais écouter les « bêtises » que les psychanalystes racontent sur elle !

Time is money ! mais qui a véritablement le temps, sans parler de l'envie et les moyens « d'en prendre » pour dix ans ? Peut-être que Woody Allen a exagéré (est-ce important si cela est vrai ou non ?) en disant qu'il a fait trente-cinq ans de psychanalyse. En effet, la durée moyenne des cures est d'un bon nombre d'années pour finalement comprendre et après avoir l'espoir, croire, que l'on vit. Personnellement, je préfère pratiquer la compréhension de « ces dix ans en dix secondes » pour gagner dix ans à la vivre !

Pour en finir avec les « momos » ! ?

J'ai bien dit « momos » et pas « bobos » pour « bourgeois bohèmes » (très à la mode dans notre Paris d'aujourd'hui) et ne vous inquiétez pas si vous avez craint, l'espace d'un instant, de ne pas/plus être dans le coup car il ne s'agit pas, non plus d'une allusion au diminutif d'un prénom très à la mode en France comme au Maroc, celui du jeune rendant la réplique à *Monsieur Ibrahim et les fleurs du Coran* d'après le livre d'Éric-Emmanuel Schmitt. J'ai tout simplement inventé ce mot par une abréviation pour réduire : mots/maux !

Alors pour en finir avec les « momos » (mots, maux) et arrêter de faire des jeux de maux, je me permets de jouer plutôt avec le verbe, « re ou ré-créateur ». Est-ce que le mot qui crée, peut aussi « dé-créer » ? Cela donnerait aux mots cette potentialité, cette fonctionnalité, de se transformer en maux. Pour ma part, je dois à l'éducation reçue de mon père, prise ou apprise de lui, de jouer avec les bons mots. C'est un trait qui a marqué son caractère, sa personnalité, bien qu'il le fît de façon plus agréable en public, et que souvent, en privé, et à mon égard pour le moins, cela fut plutôt acerbe et sarcastique, tout au moins caustique : il aurait pu le faire de façon plus policée, moins sarkostique ! Mais c'est aussi, de Raymond Devos à Guy Bedos, de Georges Brassens à Jacques Prévert, en passant par Michel Audiard et Coluche, du théâtre de boulevard à l'émission de Philippe Bouvard, d'une presse déchaînée au *Canard Enchaîné*, un trait caractéristique français, comme si la dérision nous permettait de retrouver une certaine raison : « raison garder », dit-on en vieux français.

« Dieu a créé le ciel et la terre... avec le Verbe », nous dit la Bible, mais la même tradition nous fait savoir que c'est Adam, le premier homme, qui a nommé son épouse Ève, puis les animaux ; le langage portait-il en lui ce pouvoir thérapeutique ? Constatation peut être faite que c'est par les mots que nos psy traitent (bien qu'ils ne nous traitent pas avec des noms d'oiseaux !). Plaisanterie mise à part, je n'ai jamais rencontré, entendu parler un psy qui soit drôle, – bien qu'un drôle de psy, je suis convaincu que cela existe – et qui utiliserait la thérapie avec l'humour (il faudrait qu'il ait l'humeur à cela !). Cela reste-t-il à inventer ? Serait-ce la raison pour laquelle le peuple juif, dit peuple du Livre, mais qui vécut bien des turpitudes et des destins souvent capricieux, aurait développé un humour juif qui le caractériserait ? Les Marx Brothers, Charlie Chaplin ou Woody Allen sont très certainement plus drôles que leur compère Sigmund Freud (qui n'en avait qu'après sa mère !). En revanche, j'ai beaucoup apprécié « le clin d'œil » de Gad Elmaleh, dans le film *Chouchou*, dans une scène que j'ai trouvée hilarante où, étant employé à faire le ménage dans le cabinet d'une psychologue, il en vient à narguer une photographie accrochée au mur du cabinet de consultation, tant et si bien que M. Freud finit par réagir et lui faire un clin d'œil. Bravo.

Je souhaite éviter de tomber dans une formule « tout psy compris » ! Cela est exagéré et me semble-t-il nous fait, nous ferait, retomber sous l'emprise d'une dictature, d'une autorité savante, détentrice d'un savoir, d'un pouvoir. Nos bandes dessinées et notamment celles d'Uderzo et de Goscinny nous disent cela à leur manière, en nous racontant qu'Obélix était tombé dans la potion magique tout petit ; notre jeune génération de héros serait-elle tombée dans le « tout psy déjà » !

Votre fils va-t-il se faire traiter de fils d'Œdipe ? Cela ne pourrait-il pas devenir une insulte ? beaucoup trop tendance ! Cela nous ramènerait à une version actualisée de la célèbre loi du talion, œil pour œil, dent pour dent, qui pourrait se décliner par Œdipe pour Œdipe, déni pour déni !

À la conquête de l'Ouest : « Guérir » ! ?

« En voilà une nouvelle, quelle est bonne comme nouvelle ! », en plagiant Coluche. Nous venons de découvrir les sept méthodes de l'intégration neuro-émotionnelle, de la régulation du rythme cardiaque, de l'apport en acides gras « oméga-3 », de la technique de « communication affective »... Je vous fais grâce des quatre autres. À en croire l'engouement subi pour les neurosciences qui vont guérir notre cerveau émotionnel, sans médicaments ni psychanalyse, enfin est arrivé, le tout dernier cru : une médecine des émotions. Me voilà rassuré !

Serait-ce un *up grade*, ou la dernière version *reloaded* rendant caduques les Sept voix de la sagesse ? La provocation est un peu lourde de sous-entendus : les techniques de marketing, de communication doivent être passées par là !

Revenons à la raison. Un lifting du visage ou tout autre acte de chirurgie esthétique, dans le meilleur des cas, s'il est bien réussi et mené de main de maître, effacera les rides disgracieuses, etc., vous rendant d'un aspect extérieur « plus frais », « rajeuni », mais n'effacera pas le nombre des années sur votre acte de naissance ou votre carte nationale d'identité. Une coquetterie.

Si vous avez passé des épreuves douloureuses, voire traumatisantes dans votre vie, il est légitime de rêver de les gommer. « Touche pas à mon inconscient ! » serait mon leitmotiv. Les histoires difficiles qui jalonnent nos vies nous appartiennent et leur donnent sens. Ce n'est pas parce qu'il peut nous être encore pénible de devoir en différer la compréhension et souffrir de cette latence que nous devrions nous laisser attraper par une utopie qui risque de se révéler sans lendemain, dans le meilleur des cas. Cela pourrait même nous priver des éléments nécessaires à notre construction, ce qui serait déjà préjudiciable, voire cela pourrait déplacer, entraver des mécanismes contraignants, certes, mais régulateurs, organisateurs, structurants de nos inconscients et par la suite gardiens du déroulement, de l'avenir de nos vies.

J'ai entendu, j'entends beaucoup d'histoires de vies d'hommes et de femmes, parfois d'enfants, qui furent douloureuses, tristes, souvent incompréhensibles à la première écoute. En revanche, lorsque celles-ci s'organisent, se structurent, quand bien même par la contrainte, ces vies prennent sens, prennent vie. Alors surgit l'acceptation qu'il n'y a pas de sens positif ou négatif aux événements de nos vies. Il y a un sens, qui peut nous sembler emprunter une voie interdite, à contresens, mais il faut savoir, que c'est notre ressenti humain – tout à fait acceptable – qui nous fait ressentir cette souffrance arbitrairement qualifiée de négative, douloureuse.

Ne laissons pas re-visionner nos vies, et encore moins nos inconscients, par des révisionnistes de notre histoire.

Le théorème de Lavoisier

Les lois de la conservation des masses et des éléments définies par le chimiste français que je résume et utilise à titre de métaphore : « Rien ne se perd, tout s'échange et se transforme pour évoluer. »

Il y a des événements, circonstances de la vie qui poussent, obligent plus directement à tenter de résoudre les questions du « sens de la vie » : naître ou ne pas être, telle est la question.

Chapitre II

Blocage : le passage obligé de notre réussite ?

« Respiration haletante ! martèle d'un ton sec la sage-femme. Soufflez, puis respirez profondément, nous faisons, maintenant, une pause jusqu'à la prochaine contraction. Détendez-vous et profitez-en, vous allez devoir encore faire des efforts ! »

Nous sommes tous nés en passant par cette « porte étroite », grâce aux contractions de nos mères, conjuguées avec notre volonté de « nous en sortir », le tout orchestré par une sage-femme, attentive mais stricte et bienveillante, qui assure le bon déroulement de nos accouchements.

Tel est, pour nous les humains, le principe qui procède à notre naissance.

Principe de Venturi

D'après le nom du physicien italien, Venturi qui a donné son nom à un principe physique que l'on étudie en dynamique des fluides, et que je résumerai par : la diminution de la section d'un conduit donne lieu à une augmentation de la pression et de la vitesse dans la seconde partie du conduit.

Cela me semble bien résumer, sur le ton de la métaphore, un des principes qui actionne nos vies, ces étranglements, ces sensations que tout se bouscule, nous mettant sous pression, nous obligeant, presque contre notre gré, à passer à la vitesse supérieure, comme si nous étions propulsés, contraints à accélérer le rythme – nous laissant penser que la mécanique de notre histoire s'emballe.

La grisaille de tous les jours : notre baromètre intérieur

Lorsque j'étais enfant, nous avions, chez mes parents, un baromètre accroché au mur du salon. Il m'arrivait de venir tapoter sur la vitre du cadran, de cet objet, qui ne m'inspirait pas une confiance à « toute épreuve ». Cet instrument me semblait plus ou moins désuet, bizarre, et je n'en comprenais pas le mode de fonctionnement. Mais il me permettait de voir dans quelle direction évoluait l'hygrométrie, indiquant la tendance du temps à venir.

Aujourd'hui, nous suivons le temps sur des mini-stations météorologiques, ultra-sensibles et perfectionnées, trônant sur nos bureaux ou dans nos salons, nous indiquant, à grand renfort de données, des tas d'informations, de prévisions météorologiques. C'est sans compter les journaux, la télévision, dans le métro ou les gares, les pages d'accueil de nos fournisseurs d'accès à Internet qui ne manquent pas non plus, elles aussi, de nous proposer un portail météo, avec des prévisions pouvant aller jusqu'à une semaine, dans tous les coins de la planète ! Sont-elles toujours fiables ? Rien de moins sûr !

J'ai le souvenir, étant jeune, de m'être fait prendre par de bonnes averses ou de geler de froid pour ne pas avoir pris un tricot pour aller à l'école. Cela m'a coûté des rhumes, des refroidissements ; et alors ? J'ai l'impression qu'aujourd'hui se faire surprendre par le mauvais temps nous insupporte plus facilement, comme si ainsi, nous nous sentions pris à défaut. Il est évident qu'allant à un rendez-vous important, personne n'a envie d'y arriver trempé et ruisselant. Enfant, n'avons-nous jamais joué sous la pluie ? Insouciance ? Un jogging, une bonne balade sous la pluie ou le vent revigore incontestablement, si l'on est habillé en conséquence. Nous pourrions faire preuve de plus de souplesse, d'esprit d'adaptation, d'invention pour accepter les surprises du temps. À moins qu'inondés par les images diluviennes des quatre coins du monde, que nos journaux ne manquent pas de diffuser, nous nous renfrognions en nous inquiétant outre mesure d'une menace.

Sommes-nous plus faibles physiquement, dans nos capacités à réagir, à surmonter les caprices du temps ? À moins que cela ne soit dans notre mental.

« Noël au balcon, Pâques aux tisons ! » dit la maxime populaire. Et si c'était cela, notre véritable baromètre intérieur : rester conscient de notre réaction face aux surprises du temps ? Au 14 juillet, on s'attend à avoir chaud, car c'est l'image qui est ancrée dans notre mémoire ; pourquoi ne pleuvrait-il pas ? Et si notre température intérieure pouvait ne pas être dépendante des conditions atmosphériques extérieures ? Et si nous faisions un petit effort pour maîtriser notre chaleur corporelle, en fonction d'une réalité extérieure ? Nous ne sommes pas obligés d'être transis de froid et de grelotter jusqu'à claquer des dents. Alors c'est cela faire un effort sur soi, un effort supplémentaire pour s'adapter, vivre avec, vivre différemment.

Nous aimerions tous, idéalement, que nos vacances à la mer ou à la montagne, soient comme sur les catalogues des agences de voyages ; c'est-à-dire que vous arriviez pour vos vacances de Noël à Val-d'Isère, la route est dégagée, le temps est agréable pour que vous fassiez bonne route. Puis vous grimpez les derniers kilomètres de route de montagne, et miraculeusement dès que vous apercevez le panneau indiquant, « Bienvenue à Val-d'Isère », comme par enchantement vous avez un mètre de neige (mais uniquement sur les bas-côtés !), le ciel bleu et le soleil sont au rendez-vous (pour toute votre semaine de vacances bien sûr, « après vous le déluge » ne dit-on pas !) et dans la douce ambiance de votre voiture climatisée un petit frisson vous traverse le dos. Nous voudrions, tels des enfants gâtés, transformer notre petit monde en un Aquaboulevard, en un parc d'attractions à thème, un Walt Disney Center géant.

Malheureusement, très souvent où cela se « gâte » c'est justement avec le temps ! Comme disait Coluche dans son sketch le Belge : « Nous avons été à Venise, c'est qu'on n'a pas eu de chance... C'était tout inondé ! »

Prenons les exemples de la canicule de cet été 2003, qui aurait fait plus d'une dizaine de milliers de morts en France, les catastrophes naturelles qui, d'un bout à l'autre du monde, nous surprennent, à contre-courant de toute logique, nous dépassant, à chaque fois par la soudaineté des événements et de leur violence. Elles nous prennent à contresens de notre volonté de tout orchestrer. Est-ce qu'un vent de folie soufflerait sur notre planète ? Serait-ce lié à l'effet de serre, à la couche d'ozone, à un réchauffement cyclique de notre planète Terre ? Chacun peut y aller de son argumentation, de sa compréhension ; le spécialiste dans tel domaine y voyant telle logique ! Discours qui alimentent les journaux, les polémiques et laissent tout un chacun avec une angoisse, une « in-tranquillité », l'insatisfaction d'une faille dans la croyance en la grandeur, toute-puissante de l'homme, dans son assurance, sa volonté à tout maîtriser.

J'ai fait remarquer à une jeune femme dont le « climat intérieur » était maussade, à tendance pluvieuse, que le début de la grossesse pouvait se marquer par certains inconforts, comme la fatigue, des nausées, des perturbations diverses et variées – les histoires de « bonnes femmes » se chargeant de véhiculer des situations souvent des plus ubuesques. Elle prit conscience de ses sempiternelles jérémiades, dont elle eut la promptitude, la présence d'esprit, l'intelligence, de se séparer. Deux mois plus tard, elle était enceinte.

Que cette jeune femme ait su retrouver son sourire à la vie, pour donner la vie est merveilleux. Même si l'on ne pourra jamais dire que ce fut grâce à telle chose, tel acte ou « le fruit d'un hasard », concours de circonstances..., une chose est sûre : elle s'est « portée comme un charme », sans connaître le moindre désagrément de la grossesse !

À chacun son épreuve

Je n'ai jamais rencontré de vies faites d'un bonheur idyllique, et je pense que cela n'existe pas. Est-ce par déformation professionnelle ? Peut-être. Par principe, je reçois des personnes en demande d'aide à comprendre, à décoder, ce qui se bloque dans la mécanique de leur vie. Mais, je rencontre des gens riches, des gens pauvres, des jeunes et des vieux et quels que soient les critères retenus, le signe distinctif serait plutôt conforme à l'adage : « Qui est celui qui est riche ? Celui qui est heureux de son sort. » Cela fait plus appel à une ressource interne, dont la valeur, l'étalonnage n'existe pas en valeur universelle. C'est ainsi que j'ai rencontré des gens « simples » qui vivaient et dépassaient plus facilement les épreuves que peuvent représenter les problèmes de fertilité. Tandis que j'ai rencontré des gens immensément riches et qui trépignaient, trébuchaient ou avaient plus de difficultés à se remettre en cause, à se resituer lorsqu'ils étaient face à un blocage de la vie ; ils étaient les victimes de leur obstination, pensant qu'ils pouvaient « acheter », « s'acheter », « se payer », ou bien ils préféraient vivre une souffrance qu'ils estimaient être plus digne, en affrontant la situation avec panache.

J'ai suivi un couple qui s'était marié tardivement, alors que la femme était à quelques mois de ses quarante ans, et le mari de sept ans son aîné, l'un et l'autre ayant sacrifié des années sur l'autel de la réussite sociale, avaient réussi

financièrement. Très préoccupés à obtenir rapidement une grossesse, je leur fis remarquer que cela était au détriment de la construction des fondements du couple et des prémices de l'attente de la venue d'un enfant.
Elle fut enceinte et accoucha d'un enfant qui malheureusement avait une malformation importante qui laissa des séquelles.

La venue d'un enfant présentant une malformation est toujours une expérience douloureuse pour des parents, et il n'est pas envisageable, pensable, d'en chercher des causes *a posteriori*. Toutefois, ce couple est venu à nouveau me consulter, et après quelques séances consacrées à remettre la grossesse dans son contexte, « plus naturel », plus en harmonie, la femme fut enceinte et accoucha d'un second enfant en parfaite santé.

Avec le temps... tout s'en va ?

Est-ce que le temps d'aujourd'hui est toujours actif d'un événement qui s'est créé dans un autre « temps » de l'histoire d'une personne ? Cela peut paraître saugrenu de poser une pareille question. Eh bien, non ! Je passe beaucoup de temps à chercher à évaluer pour savoir si un événement passé est encore actif en l'état, ou s'il s'est déplacé, décentré vers autre chose ? Est-ce que la personne ne reste pas bloquée, par habitude, par réflexe, dans une situation qu'elle seule bloque, alors que le temps est déjà dépassé, n'est plus actif ?

Le premier jour de l'apparition des règles nous ramène inexorablement au temps qui passe et brutalement à la réalité. Il n'est pas souhaitable, possible de dire : « Demain sera un autre jour ! » C'est une des raisons pour lesquelles je reçois généralement les couples *ce premier jour*. D'une part, si je décide de jumeler un travail sur le corps, c'est le jour idéal pour redémarrer le cycle, mais d'autre part, la mise en mots sonne plus juste, ce jour-là, moins teintée d'espoir évanescent, mais d'une mise à pied d'œuvre plus réaliste et donc porteuse d'un véritable projet.

J'ai reçu une jeune femme pendant deux cycles, après une première séance en compagnie de son mari. Elle semblait vivre avec une acuité particulièrement sensible le premier jour des règles, comme si tout s'effondrait sous elle. Est-ce que la chute des taux hormonaux, avec l'apparition des règles, justifiait la chute de moral, au point « d'avoir le moral dans les chaussettes » ? Je lui ai fait prendre conscience qu'il y avait une réalité biologique le justifiant mais que peut-être cela pouvait faire résonner chez elle un sentiment de défaillance, du fait de ne pas parvenir à la grossesse « trop » désirée. Je lui ai aussi expliqué que bien d'autres causes pouvaient en être l'origine qu'une thérapie pourrait aider à découvrir. Là n'étant pas son but, ce que cherchait cette jeune femme était d'être enceinte et d'amener à terme une grossesse pour accoucher d'un enfant bien portant. Cette étape dépassée, nous avons commencé à « positiver » cette situation : heureusement qu'il y avait de nouvelles règles qui apparaissaient, que le corps fonctionnait – même si la grossesse n'avait pas démarré sur ce cycle, il fallait aller de l'avant – en lui faisant remarquer que la place de l'enfant dans le ventre de sa mère était à l'avant, etc.
Le troisième cycle, elle était enceinte.

Il fallut pour cette femme sortir d'un sentiment d'oppression, qui neutralisait les forces de renouvellement et leur permettre de se mettre en place et de jouer leur rôle. Puis elle dut accepter de vivre avec la situation, telle qu'elle était, mais non plus animée de peurs du passé, autant inutiles qu'inactives et au contraire paralysantes, mais en essayant de vivre simplement, de vivre bien, et pourquoi pas en y ajoutant un peu de joie, de complicité à la vie.

Le temps passé. Le temps perdu ?

Nous vivons dans un monde industrialisé, qui depuis la fin du XIXe siècle, a fait faire un bond en avant à notre monde de façon spectaculaire, libérant l'homme de servitudes, à mesure que le progrès technique lui permettait de maîtriser la matière ; la reproductibilité à l'identique d'un bien manufacturé a laissé penser qu'était acquis, par les progrès spectaculaires des sciences, de la médecine, des technologies dérivées, etc., la maîtrise de la reproduction de l'homme. Sur de nombreux aspects, fort heureusement pour l'homme, c'est vrai.

Dans notre monde d'aujourd'hui, d'une technicité de pointe, la maîtrise de la matière et la reproduction à l'identique à l'échelle planétaire sont devenues courantes, par exemple pour un appareil photo numérique miniaturisé aux prouesses inouïes, et sans cesse renouvelées, et surpassées. Il en est de même pour les champs de maïs qui, à travers le monde, sont alignés à l'identique dans leur ressemblance à un modèle, ou encore pour des chaînes de fabrication alimentaires ou pour les modes opératoires de productions ultra-contrôlés. Je peux, par exemple, en achetant mon croissant aux noix, chez le pâtissier parisien Ladurée, être parfaitement sûr que son apparence, son poids, son goût, sa forme, son odeur, sa cuisson seront, suivant un standard défini à l'avance, identiques tous les jours de l'année. Seul un facteur humain, par exemple des grèves, ou un facteur indépendant de la volonté de l'entreprise – *act of God*, disent les Américains –, pourrait perturber cette chaîne de reproduction alimentaire. Bravo.

L'artisan boulanger qui continue à allumer son four à bois, aux petites heures de la nuit, pour livrer ses baguettes et croissants chauds, aux premiers clients matinaux, devra être passé par l'école, par la chaîne de la tradition, enseignée de patron à apprenti, afin qu'un jour il puisse lui-même arriver à maîtriser « à tous les coups » son outil de travail, de production, transmettant, par la suite, son savoir-faire, l'enseignement à la génération suivante. Cela n'empêchera pas son four d'avoir « un coup de feu » et ses baguettes seront plus ou moins dorées : « une baguette bien cuite » était une phrase qui résonne aux accents de mon enfance, permettant à la personne âgée suivante de demander son pain : « pas trop cuit, s'il vous plaît ! »

Que majoritairement un monde hyper-industrialisé côtoie aussi quelques gardiens d'une tradition ne nous fera jamais prendre les HLM de Sarcelles pour les châteaux de la Loire ! L'actualité se charge, à tort ou à raison, de nous le rappeler quotidiennement.

Eh bien, non, l'homme ne contrôle pas le temps. C'est ce que la tradition nous dit, à travers les mots de Rabbi Yohanan dans le traité Taanit du Talmud de Babylone : « Trois clefs sont dans la main de Dieu et n'ont pas été transmises à des intermédiaires, ce sont : la clef des pluies, la clef de l'enfantement, la clef de la résurrection des morts. » Cela semble toujours se vérifier de nos jours, bien que nous ne soyons pas expulsés de ce monde en devant prendre la clef des champs ! Malgré cela, la folie humaine ne se révolte pas contre l'ordre, l'organisation de ce monde, mais sait que nous pouvons escompter une maîtrise qui nous conduira jusqu'à la porte.

C'est surprenant de voir comment peut être vécue cette volonté d'avoir une mainmise sur le temps. Si vous avez voyagé, par exemple au Maroc, vous aurez très certainement remarqué, sur le bas-côté de la route, à l'ombre d'un arbuste, un homme attendant le passage, plus ou moins précis d'un car interurbain, d'un taxi collectif qui s'arrêtera ou pas, souvent déjà bondé, et notre homme d'attendre patiemment, sans marquer de signes extérieurs intempestifs d'énervement ! Imaginez-vous apprendre le retard de votre avion, d'un TGV, d'un rendez-vous, et déjà, hormis votre indignation, défilent devant vous toutes les complications que cela va entraîner dans la sacro-sainte gestion de votre temps.

Le progrès des pilules contraceptives a permis, dans ces trente dernières années, la régularisation des naissances non voulues, non désirées, non contrôlées. C'est comme cela, que, personnellement, je comprends, j'explique : bien que l'homme, la femme aient réussi à bloquer le cycle du temps, des règles menstruelles, ils n'en maîtrisent pas pour autant, totalement, le temps de la grossesse. Les grossesses, par le passé, pouvaient survenir, surprenant les couples – d'une rencontre, ou de maris et femmes – les piégeant, contre leur volonté. Ils devaient alors aménager le temps de la venue d'enfant dans leur couple, ou les mettant en porte-à-faux, pris en flagrant délit face à la conscience de cette époque.

Aujourd'hui, l'inverse n'est pas vrai, et cruellement l'homme, la femme en font de façon souvent ingénue la découverte, pensant qu'en arrêtant la prise de la pilule, le temps de grossesse qui a été mis entre parenthèses devrait se retrouver libéré et actif immédiatement. Souvent, très souvent cela fonctionne ainsi, pour nombre de couples, bien que pour d'autres, il leur faille, aussi, accepter que le blocage du temps peut avoir entraîné des conséquences, des nuisances que l'homme, le médecin prescripteur de pilules ne maîtrise pas nécessairement. *A priori* et *a posteriori*, il sera difficile de faire supporter, d'incomber une responsabilité effective, à la prise des « fameuses petites pilules », et ceci se révèle amer à avaler !

Il ne s'agit pas maintenant de se lamenter sur le temps passé, perdu, ni de se perdre en vaines conjectures et/ou culpabilisations. Quand bien même vous étiez parti largement dans les temps de chez vous pour attraper votre TGV, vous ne pouviez pas prévoir une suite rocambolesque de contretemps : le fait est là, et c'est la situation qu'il vous faut gérer.

J'ai reçu une jeune femme de vingt-six ans et son mari, qui après quatre années de mariage, se trouvaient en situation de stress, face à la grossesse qui ne venait pas. La tension, l'attention (?) familiale y contribuaient aussi largement.

J'ai été amené à concentrer mon investigation vers la jeune femme. Mon diagnostic s'était basé, sur mon questionnaire général et sur un examen du corps énergétique. Ma conviction était que son blocage était lié à un « traumatisme » du passé, mais pas dépassé. J'avais demandé au couple leur consentement pour que je puisse parler à chacun d'eux séparément, ce qu'ils avaient accepté. Le mari se proposa spontanément de sortir le premier, par galanterie ? Il suffit de deux phrases de mise en confiance et de faire savoir, « que je savais », pour que la jeune femme explique son histoire : à l'âge de dix-sept ans elle avait eu une aventure amoureuse, et bien que cela ne soit pas acceptable, dans le milieu familial, ses parents étant fort rigides et ayant des principes religieux très ancrés, elle était tombée enceinte. Elle s'était retrouvée seule, car, de plus, le jeune homme à l'époque ayant totalement paniqué et n'ayant pas eu la ressource psychologique pour prendre les responsabilités qui s'imposaient à lui, la laissa prendre en charge un avortement, dans des conditions plus qu'hasardeuses. Elle se sortit seule de cette situation, sans que ses parents n'en sachent rien, partant à l'étranger, chez une sœur aînée pour une période de convalescence. À son retour, dans l'année qui a suivi, elle rencontrait l'homme qui allait devenir son actuel mari et se mariait, en enfermant son « secret ».

Pourquoi l'histoire semblait-elle la rattraper et se rappeler à son « mauvais » souvenir ? Ce n'était pas mon rôle d'en disserter, lui conseillant, si elle le souhaitait, d'en parler avec un psychologue, afin de remettre en place, les tenants et aboutissants de son histoire. Elle ne le fit pas, car, le mois suivant, elle était enceinte, puis naquit un garçon et « dans la foulée » un deuxième.

Cette jeune femme n'avait pas pris le temps de classer son histoire, par rapport à elle-même. Cela la bloqua par la suite pendant les années où elle ne tombait pas enceinte, mais obtint « réparation » par les grossesses qui se sont libérées.

Un temps en chasse un autre, une période en recouvre une autre, sans qu'il soit très évident de comprendre quels liens resteront actifs, lesquels seront classés – et encore faudrait-il qu'ils le soient définitivement – quels liens resurgiront par le biais de situations récurrentes, semblables ou opposées ?

Prendre le temps. Le temps retrouvé !

Des facteurs nouveaux et inhérents à notre société, à notre mode de vie apparaissent : le stress, bien connu et identifié, de la vie moderne, l'effet *Tanguy* d'après le titre du film d'Étienne Chatiliez, qui a mis en évidence l'allongement du parcours des jeunes pour prendre leur indépendance vis-à-vis des parents, que ce soit pour des motifs scolaires et l'obtention de diplômes, pour arriver à stabiliser une activité professionnelle ou pour stabiliser une vie affective.

Dès l'âge des premiers rapports sexuels, la fille entre quinze et dix-huit ans doit affronter la décision de prendre un progestatif. Dans le même temps les facteurs d'intégration à une vie de couple sont plus tardifs – conséquences du nombre d'années d'études, de stabilisation du professionnel et de la vie personnelle. Or, les conditions biologiques de fertilité de la femme en fonction de son âge restent invariables, malgré un allongement de l'espérance de vie. Il est donc compréhensible de voir arriver en consultation des jeunes femmes qui ont absorbé des pilules pendant des années.

Il est important d'informer sur les difficultés ultérieures liées à la prise régulière d'une pilule contraceptive sur de longues durées ; cela permettrait, aussi, de pouvoir envisager l'usage de différentes méthodes – stérilet, diaphragme ou spermicide, préservatif et pourquoi ne pas revenir à la classique méthode des températures – qui pourraient être utilisées en alternance, en s'adaptant mieux aux réels besoins de protection. En effet les débuts de la sexualité passent par des relations qui peuvent être occasionnelles, temporaires, puis passer par des périodes d'abstinence, liées à l'absence de partenaire et à la construction de la personnalité face à l'altérité : apprendre à se construire de la différence de l'autre. Pourquoi aller directement à une protection maximale ?

J'ai suivi une jeune femme de vingt-huit ans, qui avait reçu une éducation extrêmement libre sur le plan de la sexualité, et qui avait pris la pilule, dès l'âge de quinze ans. Elle était mariée depuis deux ans et cherchait à être enceinte dès le début de sa vie de couple, mais elle se trouvait confrontée à de nombreuses difficultés sur le plan hormonal. Elle dit, au cours de notre séance, ressentir un sentiment d'incompréhension, d'injustice, vivant au début de son mariage une sorte d'adolescence, sur le plan de la construction de son équilibre biologique hormonal qu'elle n'avait ni ressentie, ni vécue à l'époque.
C'était ce qu'elle ressentait, bien qu'il n'y eût pas de preuves pouvant corréler les situations, les faits ensemble. Après une année difficile, l'équilibre fut retrouvé et elle fut enceinte.

Il me semble indispensable que vous commenciez, non pas par faire un *mea culpa*, mais par prendre conscience que vous n'aviez pas forcément adapté au mieux de votre intérêt à venir, la méthode contraceptive. Je recommande deux choses, premièrement de laisser remonter en vous cette période-là de votre vie, et tout simplement de vous pardonner, puis deuxièmement, de prendre l'engagement vis-à-vis de vous-même, lorsque la situation dans votre vie vous le permettra, soit d'en tirer profit et d'appliquer les conclusions auxquelles vous êtes arrivé, soit lorsque vous en aurez la possibilité de faire profiter quelqu'un d'autre de votre expérience et de vos conclusions.

Comprendre le temps. Votre meilleur ami

Je prendrai comme exemple dans la tradition juive le jour de Kippour, le jour du pardon, que personnellement, j'appelle le jour qui « répare » ou qui « repart ». Je m'explique, il faut un temps pour mettre fin aux choses de la vie, par exemple, remettre sa déclaration fiscale à telle date, la loi d'un pays fait prescription après un certain laps de temps. Dans nos vies, nous ne trouvons que rarement ces périodes de passages, comme si elles n'existaient que par des événements que nous créons à l'extérieur de nous-mêmes. Un déménagement permet, entre autres, avec le tri et les cartons que l'on ferme, de représenter une partie de notre vie que nous avons vécue à tel endroit, un mariage de se donner dans une relation avec un partenaire, ou un décès de clore des étapes, de ranger les souvenirs, un changement professionnel de nous repositionner différemment. Cela peut aussi être vécu à l'intérieur de nous, à l'occasion d'un accident, d'un événement qui nous a marqués émotionnellement, d'une maladie, plus ou moins grave, mais aussi, à mon avis, par la libération ou le blocage de la grossesse.

Une jeune femme m'avait été adressée par un ami gynécologue, car elle présentait des saignements, y compris en dehors de la période de ses règles, et ce depuis une année, sans que les différents traitements hormonaux aient pu y remédier. En lui demandant de me raconter son histoire, il s'est révélé qu'elle fut témoin d'un attentat, particulièrement atroce. Elle se trouvait à quatre ou cinq cents mètres de l'impact de l'attentat. Elle en avait ressenti un grand émoi, « qui lui avait glacé le dos et l'avait fait trembler jusque dans la moelle de ses os », selon ses propres mots. Elle avait reçu le même jour les premiers résultats d'analyses sanguines, lui confirmant qu'elle était enceinte. Puis elle me raconta, qu'adolescente elle lut beaucoup de livres sur la Seconde Guerre mondiale et qu'elle fut très impressionnée par la Shoah, bien qu'elle ne fût pas juive.

Les couches successives de son histoire semblaient se télescoper ici pour laisser ressurgir un nœud gordien. Je lui conseillai de consulter un psychologue pour trouver un lieu de paroles et de mémoires. À la suite de la séance que nous avions eue, les saignements se sont arrêtés, et deux mois après, elle était enceinte d'un garçon qui allait naître à terme et en bonne santé, faisant la joie de ses parents et de leur famille respective.

Laisser ressurgir, remonter des profondeurs de nous-mêmes notre histoire. Le temps vient cristalliser, nous proposant de la valider, pour passer à une autre étape de notre vie. Cela pour ne pas continuer à souffrir de situations qui ne sont plus actuelles ou alors qu'il faut lire et comprendre autrement.

Je ne souhaite pas être naïvement optimiste, mais je me suis rendu compte, après des années de pratique professionnelle, que les situations, les événements qui viennent marquer nos vies, s'ils sont décryptés, traduits en langage de potentialité, annoncent un temps de conclusion, un temps permettant de prendre un nouvel élan pour un nouveau départ, même s'ils peuvent surgir dans nos vies avec fracas.

Les anniversaires, les fêtes de fin d'année, Noël ou Jour de l'an, ou fin d'années scolaires, de Pâques, toute autre date, civile ou religieuse, que nous choisissons peuvent servir de base à une journée d'introspection, afin de faire « un tri dans ses valises » et se séparer de ce qui ne sert plus, de ce qui est à classer, de ce qu'il faut garder, de « rendre ce qui ne vous appartient pas ». Mais c'est aussi, le temps prédisposé, idéal, pour se réconcilier avec ceux avec lesquels nous étions en peine, se séparer définitivement de ceux qui n'appartiennent plus à notre vie, qui n'ont plus de place, de charge dans notre avenir. C'est aussi un temps qui peut nous permettre de « classer dans notre tête », d'organiser, de « faire le solde » des situations, des événements que nous avons vécus pendant cette période. Encore, et encore, je n'aurai de cesse de dire et répéter qu'il ne s'agit pas de faire un *mea culpa*, mais plus de faire, d'abord amende honorable vis-à-vis de nous-mêmes, en visionnant rétrospectivement ces événements et situations qui nous semblent avoir marqué la période écoulée, la période de référence décidée : de la date de mon anniversaire l'an passé, à celle de cette année, de Noël l'an passé à Noël qui arrive.

Il peut s'agir aussi, des périodes plus importantes de notre vie, de préparation à des événements majeurs. Pour commencer un nouveau départ après une situation qui fut forte sur le plan personnel, émotionnel, nous pouvons, c'est aussi une technique que je propose, conseille, faire une retraite, soit symbolique, en s'isolant un temps défini tous les jours, et ce pendant, quarante jours par exemple – symboliquement face aux quarante semaines de la conception – pour faire un travail de réflexion sur soi. Cela peut même être une retraite au sens propre du terme, qui sera organisée comme telle. Il n'est pas utile de passer quarante ans dans le désert (!) mais à l'occasion de s'isoler de ce qui s'appelle communément, de nos jours, le milieu de vie. Il ne faut pas attendre les signes avant-coureurs ou pire les ignorer et devoir faire *in situ*, en période de crise. Mieux vaut en profiter pour faire de façon consentante, libre, un travail d'archivage, de redéfinition des objectifs de vie, etc.

Et pour finir, mais la liste des moyens n'est pas exhaustive, plus simplement, le fait de garder le soir un moment pour conclure, en face à face avec vous, la journée qui vient de s'écouler, en suivant un rituel ou en le composant personnellement, puis souhaitant que la nuit porte, apporte ses conseils peut être salutaire.

Alors, demain sera assurément un autre jour.

Chaque début de cycle est un nouveau programme

J'ai pris comme habitude d'établir, avec mes patients, après avoir apporté une conclusion à la période écoulée (ce qui est physiquement vécu par les nouvelles règles qui apparaissent) un programme de travail du mois qui va débuter. Un nouveau cycle est un nouveau temps. Temps de travail, temps d'évolution, temps de renouvellement, temps fugace qu'il faut saisir, et dont l'opportunité est unique.

J'ai rencontré beaucoup de couples qui en m'écoutant parler la première fois me regardaient avec des yeux écarquillés, se demandant ce que j'attendais d'eux !

Il semblerait que personne ne leur avait demandé, proposé de réfléchir, de s'investir personnellement, c'est-à-dire émotionnellement, intellectuellement, se laissant aller, se laissant guider, prendre en charge. Au contraire, ils démissionnaient de leur implication personnelle, de couple, dans la situation qu'ils vivaient.

La médiatisation, la circulation de l'information scientifique et médicale, dont je n'aurai de cesse de dire : « Nul n'est censé ignorer les lois de la nature » est extrêmement importante et indispensable, mais elle doit aussi s'accompagner d'une évolution, d'une compréhension personnelle, humaniste et traduite en langage accessible à notre conscient et à notre inconscient ; il faut que d'une façon réflexive, elle nous interroge, elle nous confronte à une libération de nous-mêmes, nous propose de puiser de nouvelles ressources, en nous, pour que nos actes extérieurs s'ajustent : sinon danger.

Un jeune couple à l'approche de la trentaine, marié depuis quatre années, avait déjà fait un parcours médicalisé qui personnellement me semblait plus qu'exagéré. Il faut préciser que ce couple avait un dossier technique, construit via *Internet, les lectures scientifiques, sur chacune des étapes qu'ils avaient déjà passées. Comme happés, pressés de passer à l'étape suivante, comme une fatalité inexorable, ils exprimaient, au cours de la consultation, une contradiction, n'hésitant pas à dramatiser et à se déculpabiliser simultanément, en disant : « l'insémination, il y a six mois, nous ne voulions pas en entendre parler, maintenant nous allons nous y résigner, mais la FIV, nous n'y penserons jamais », disant préférer rester sans enfant. Je leur avais fait remarquer que l'un et l'autre vivaient la situation dans une bienveillance mutuelle, mais qui renforçait, « expulsait », cantonnait, chacun d'eux dans leur spécificité extérieure. Cette attitude ne leur permettait pas de se retrouver personnellement, dans le couple, l'un face à l'autre, l'un avec l'autre. Le mari, ingénieur informaticien, semblait gérer un dossier technique et médical dans sa vie privée, tandis que la jeune femme, éducatrice spécialisée, laissait tout son savoir professionnel à la porte de sa consultation au centre hospitalier où elle travaillait, perdant tous ses moyens pour ce qui la concernait. Pourtant, elle était une spécialiste reconnue et fort appréciée par ses collègues, pour son diagnostic, très sollicitée par de nombreux parents pour recevoir ses conseils et écoutée par un large public lors de ses conférences.*

Après quelques séances qui furent laborieuses, le couple éprouvait une réelle difficulté à se retrouver personnellement impliqué, le mari avait affirmé que cela était trop compliqué à comprendre pour lui et ne souhaitait plus participer, pensant que son épouse obstruait la situation. Je leur conseillai d'entreprendre une thérapie de couple. Le mari avait pris en charge sans l'accord de son épouse « faisant de bon cœur mauvaise fortune », sa mère veuve, d'un mari qui était de quinze ans son aîné et décédé subitement. Elle souffrait de la maladie d'Alzheimer, depuis quelques années, ce qui la laissait végétative, coupée de toute interaction avec le monde extérieur, ne reconnaissant plus ses proches et devenant rapidement agressive sans explications rationnelles, vu de l'extérieur. La jeune femme était la dernière de cinq filles, issue du remariage du père, la première épouse étant décédée à l'accouchement de la fille aînée. Le père était de dix-sept ans plus âgé que sa seconde épouse. Ils eurent ensemble quatre autres filles. La mère attentive et dévouée s'était éteinte et avait annihilé sa propre personnalité, ayant enfoui, s'étant enfuie de tout affrontement dans le couple pour marquer sa place, se contentant de servir le père, autoritaire, et toute la famille.

Pour qu'il y ait un début de cycle, apportant ses prémices et portant ses fruits potentiels, il est souhaitable que conclusion soit faite : dans l'exemple cité, re-investir « la mère » d'un projet de mère, puis de maternité compatible, acceptable, souhaité, « rêvé » par le couple. Lorsque la conclusion n'est plus enchâssée, « limbée », bloquée sur le plan cérébral mais libérée, vécue émotionnellement, corporellement, alors se libère un cycle qui va en s'équilibrant créer un nouveau programme qui va « descendre » (de notre inconscient ?, traversant notre inconscient ?) et se révéler consciemment.

Un couple est venu me consulter après un début de traitement médical fortement ressenti par l'épouse comme trop agressif et la malmenant dans l'équilibre de vie qu'elle cherchait à préserver avec son mari. Dès la première séance, ayant compris que cette jeune femme ne pouvait se résoudre à être traitée comme une machine à reproduction, je les incitai à faire une pause, afin de se retrouver personnellement et d'en profiter pour faire pratiquer sur la jeune femme une dizaine de séances de réflexologie plantaire, dans le seul but de la relaxation, du bien-être général. Mentionnant qu'elle ressentait un certain inconfort de voir son transit intestinal se ralentir et qu'elle commençait à prendre du poids, depuis le début de son traitement médical, je lui préconisai de demander au réflexologue de travailler aussi sur la sphère digestive, intestinale.

Le mois suivant, après six séances de réflexologie, elle m'appelait pour m'annoncer qu'elle était enceinte.

J'ai suivi ce couple quelques séances durant la grossesse. Elle accoucha d'une jolie petite fille, à terme, et particulièrement ravie d'avoir « profité » de sa grossesse.

Mettre à profit le temps renouvelé, le temps de préparation à la gestation est une étape déterminante de la grossesse à venir. Je conseille aux couples qui viennent me consulter de vivre le temps, de progresser avec chaque cycle, d'une autre étape de compréhension d'eux-mêmes, et je les incite à ne pas se faire violence inutilement, en pratiquant de force des actes médicaux, qu'ils ne vivent pas, qu'ils ne ressentent pas, avec lesquels ils ne se trouvent pas en accord. Au contraire, je les pousse à vivre à leur rythme, avec l'acceptation intégrée, autant que faire se peut. J'ai alors constaté que l'on gagnait du temps qui inutilement placé en faux espoirs se révélait dévastateur, décevant, et enfermant le couple dans une spirale d'incompréhension, de « séparation », de coupure de soi.

Lorsque l'homme investit le temps, son temps, en s'efforçant, en consentant à s'y retrouver, alors, le temps devient porteur d'espoir, chargé d'un avenir prêt à être reçu, ce que, par exemple, la grossesse vient potentialiser.

De tout temps, l'homme en a eu conscience. D'ailleurs lorsque l'homme vivait des périodes de réussites, le temps des récoltes, des moissons ou des vendanges, cela donnait l'occasion à des festivités, à des réjouissances. De même, les fêtes organisées à l'occasion d'une naissance sont là pour nous le rappeler, et au-delà des convenances sociales ou habitudes, les rituels laïques ou des différentes religions qui nous y invitent : que ce soient la circoncision d'un fils ou la nomination d'une fille dans le judaïsme, le baptême chrétien, ou comme cet été 2003, pour les musulmans, à l'image de la naissance du prince Hassan III de la famille royale du Maroc, pendant les trois jours de la fête de Maoulia ena Nabaoui, rappelant la naissance du Prophète.

Chapitre III

Pour en finir avec vos parents !

Mes années de pratique m'ont amené à commencer par aborder la situation des parents respectifs des couples qui viennent en demande d'aide à la procréation. Mon regard réflectif, ayant pour but d'essayer de leur renvoyer l'éventuel conflit : véritable maïeutique – « méthode dialectique dont Socrate usait pour "accoucher" les esprits, c'est-à-dire pour amener ses interlocuteurs à découvrir des vérités qu'ils portaient en eux sans le savoir », définition du Dictionnaire de notre temps *. Cette explication tombe merveilleusement à propos, et je poursuis et mets donc en exergue l'effet bénéfique, comme propédeutique à la libération du corps.

Haïr ses parents est une situation qu'il est toujours préférable de dépasser. Dans les cas de blocage de la grossesse, cela devient une obligation, même ponctuellement, superficiellement : la grossesse peut être à ce prix-là !

Votre image de « parents idéals »

Je ne vais pas me faire que des amis, en écrivant ces pages, et nombre d'inimitiés que j'ai rencontrées par le passé me sont venues principalement de ce sujet. Pour ma part ayant très

* Aux Éditions Hachette.

(trop ?) longuement réfléchi, travaillé dessus, je l'avais toujours pressenti comme un passage clé. Mais, certainement, encore empreint de ma propre histoire et laissant en devenir cette structure prégnante s'intérioriser au plus profond de moi, le principe que je cherchais à dévoiler incubait. Jusqu'au jour où, étant moi-même intimement prêt, j'ai entendu l'explication qui fut la clef de voûte de mon édifice.

Dans notre monde fortement imprégné de culture judéo-chrétienne, la tradition biblique nous enseigne que le cinquième des Dix commandements énoncés à Moïse par Dieu au mont Sinaï, est le fameux « Honore ton père et ta mère afin que les jours de ta vie soient prolongés. » Combien d'enfants se sont-ils tus (tués) ? Seraient-ils morts à eux-mêmes ? Combien de parents ont-ils imposé leur diktat sous couvert de ce verset ? Satanique interprétation.

Oh ! Que de souffrances, de larmes versées ou retenues !

Oh ! Que d'angoisses suscitées et entretenues !

Oh ! Que d'inutiles rébellions !

Oh ! Que de lâches abandons !

Combien de pères, de mères, en solitaires éplorés ont déclamé dans le style « one man/woman show », version douce ou aigre amère, ou combien de parents se sont faits mauvais complices, l'un de l'autre, et se sont pris au jeu de se donner les répliques endiablées ou malignes, tels de véritables acteurs ? Pis encore, lorsqu'un parent brandit l'arme dévastatrice contre l'autre, présent ou non, mais faisant prisonnier l'enfant de leur sale guerre. Laissez vagabonder votre imagination, quelques instants, lui donnant libre cours, tels des élèves d'un cours de théâtre, afin de laisser remonter en vous les souvenirs, les paroles enfouis ; alors, je suis persuadé que vous entendrez des profondeurs de vous-même : « C'est ta mère ! Respecte-la ! », etc.

Mes parents sont des « parents exemplaires ! »

Mais, pour moi, il y a pire. C'est le cas classique, lorsque délicatement, je tente d'aborder le sujet de savoir, de raconter globalement, comment ont été vécus, compris, « digérés » les parents. Opérant gentiment, puis moins naïvement, à mesure que je reviens sur le sujet sous d'autres angles, puis, très souvent d'un ton sec, souhaitant claquer la porte à l'intrus, la phrase fatidique tombe : « J'ai eu des parents remarquables ! » On me signifie ainsi que l'on veut clore le sujet, de façon définitive, mais il s'agit d'esquiver, de refuser de regarder... surtout refuser de voir ? de savoir ?

Aïe mes parents !

Une mère, la quarantaine dépassée, ayant déjà trois filles m'avait consulté, souhaitant une autre grossesse – le garçon ? Lorsque je tentais de la faire parler de ses parents, immanquablement, elle refusait toute amorce possible de conversation et suivant ses dires : « Mes parents ont été plus que parfaits ! » Au cours de la consultation, elle finit par raconter que ses parents ont eu deux garçons, puis une fille qui décéda, toute jeune, renversée par une voiture. Puis les naissances se suivirent, d'année en année, et invariablement la mère mettait au monde des filles. Est-ce qu'inconsciemment elle remplaçait la petite fille décédée ? Ou peut-être cherchait-elle à exprimer qu'une partie d'elle-même était morte avec sa fille ? Ma patiente finit par dire, du bout des lèvres, que son père était un homme autoritaire et que sa mère était une femme plutôt effacée !

Elle ne put s'avouer la suite, la compréhension de son histoire, secret de « bonnes familles » oblige !

La violence parentale, ne fut-elle qu'en mots, ou pire, sourde, latente, au point qu'un des parents – pour ne pas dire, si souvent aux dépens de la femme – fait ses ravages, non seulement chez le parent qui subit, ne se révolte pas face à la situation, mais aussi, chez les enfants comme dans le cas de cette femme. Elle dut vivre avec plusieurs hommes avant de se marier, eut trois filles, puis divorça, pour finalement se retrouver seule, comme autre étape exutoire à sa souffrance. Ce fut probablement pour marquer la continuation de sa révolte, mais aussi pour perpétuer (n'aurait-elle pas mieux fait de tuer son père ? – sur le plan psychanalytique bien sûr !) en lieu et place la situation de sa mère, qui trompeusement faisait passer sa non-réaction pour de la « soumission » au père. Alors, la mère était-elle effacée ? Ou s'était-elle effacée à son rôle de mère, préférant rester « une petite fille », accidentée de la vie et laissant à ses propres filles le « sale boulot » d'en découdre ? *Mortelle randonnée* d'après le titre du film de Claude Miller ou tendres parents ?

Il y a certains parents avec lesquels il vaut mieux en finir.

J'ai entendu la parole salvatrice, dans les propos du Grand rabbin Gilles Berheïm qui, lors d'une conférence publique, faisait remarquer à son auditoire que l'origine du mot *Kabed*, que les traducteurs bibliques ont traduit de l'hébreu par « honore », qui à mon avis serait plutôt « respecte », est de la même racine que *Koved*, lourd. Et là, de dire : « Accepte de voir, de peser le poids des actions de ton père et de ta mère... non pas pour les juger, mais au contraire pour pouvoir, savoir apprécier le juste poids de leurs actions, les bonnes et les mauvaises. » « Ainsi, poursuivit-il, te seront prolongés les jours de ta vie, car tu sauras garder, préserver, poursuivre l'exemple de ton père, de ta mère, dans les bonnes voies qu'ils t'auront transmises. Là, véritablement tu les honoreras. Mais, aussi, dans les faiblesses qu'ils avaient, qu'ils n'ont pas pu, su, voulu dépasser, alors, toi, en recherchant à évaluer le poids de chaque action, tu t'éloigneras de leurs mauvaises actions, et là, aussi, tu prolongeras de jours ta vie qui sera, valable, viable, digne d'être vécue, rachetée, et tu parachèveras l'accomplissement de l'enseignement que tu auras reçu de tes parents. »

C'est dit. Il n'y a pas de parents idéals.

Dans le questionnaire que je fais remplir préalablement à la prise de rendez-vous, je demande à mes patients des informations, assez nombreuses, concernant les parents des deux côtés, ainsi que les renseignements sur les frères et sœurs du couple. À cela deux raisons : d'une part, cela me permet, dès le premier « coup d'œil » de remarquer le maillon faible, c'est-à-dire le questionnement sensible, qui se retrouve, comme un véritable marqueur, dans les éléments fournis par les conjoints ; généralement découle une ramification d'autres pistes probables et porteuses de sens. D'autre part, en faisant « plancher » le couple qui va venir rechercher des questions et réponses à sa demande de grossesse, et lui faisant réviser et se remémorer les éléments constitutifs du tissu familial, quelques jours avant le rendez-vous, cela « rafraîchit et remet les idées en place », et déjà laisse poindre à la surface les éléments déclencheurs, révélateurs. Même si cela n'est encore qu'une nébuleuse, assez peu consciente chez eux, le travail commence.

Le principe physique des oppositions de signes – négatif/positif – que l'on retrouve dans la matière, l'exemple de la conductibilité électrique, ou des attractions et répulsions des aimants, fonctionne, aussi, chez nous les humains. Plus ou moins inconsciemment, suivant le degré de compréhension que chacun a de son évolution de vie, l'homme, la femme, le couple va se former sur des attirances de contraires. Cela ne contredit pas la sentence populaire « qui se ressemble s'assemble », car une opposition est une ressemblance qui fonctionne à l'inverse dans la problématique, certes, mais dont la solution peut se résoudre à l'identique.

Je reçois un couple, de trente-cinq ans, dont chacun avait été un enfant unique, dans sa famille respective. Ils ont grandi dopés à la réussite de leur scolarité et avaient déjà acquis une réussite socioprofessionnelle en bonne voie de réalisation. À la pré-lecture de leur dossier, avant la con-

sultation, j'avais noté que le père de mon patient était l'aîné garçon et qu'après lui étaient nées quatre filles ; n'était-il pas, aussi à sa façon, un garçon unique, « plus qu'unique » du fait même de la présence renforcée des quatre sœurs. La mère était – déjà, elle aussi ? – fille unique, le questionnaire faisant mention d'un problème de santé chez elle. Après les questions d'usage pour établir la spontanéité, à « bâtons rompus » du dialogue, mais aussi pour leur faire valider que je posais les jalons de la progression de ma réflexion, je pouvais subrepticement poser l'affirmation suivante, sans modifier l'intonation de mon timbre de voix, pour dire : « je ne vois qu'une seule solution : des jumeaux », puis me taire, sans sourciller.

La parole. Le Verbe créateur. Le silence de l'infini. Puis les inconscients descendent, télescopant la pensée et la réalité, et se dévoilent dans une clarté de choc de mots et poids des images qui apparaissent soudain très clairement, des idées qui deviennent limpides, le questionnement intérieur propre à chacun fonctionne à plein rendement.
Qui va parler ? Pour dire quoi ? Comment ?
Je les observe. J'aperçois les premiers signes extérieurs qui montrent une libération, un équilibre, encore instable, mais montrant clairement que les neurones ont fini de calculer, de fonctionner. C'est le moment, il faut avancer, profiter de cette éclaircie, ouverture – j'allais dire cette ouverture de la mer Rouge – libérateur d'un « esclavage », avant que les contingences de notre monde qui gardent l'énergie prisonnière dans la matière ne reprennent leurs lois.
Je pousse un léger soupir, et d'un simple mouvement de la tête, je donne implicitement la parole.
Elle parla la première d'une voix laissant clairement entendre son émotion et qu'elle avait été touchée : juste et au « bon endroit ». En acceptant d'être vraie, à cet instant, sans fioriture ni faiblesse, elle capitulait à elle-même, de ce

qu'elle savait, dans son for intérieur, mais ne savait que faire avec, comment s'en défaire : être « forte » à l'extérieur, sans s'opposer à accepter une « faiblesse » intérieure, conflit de sa propre mère qui s'est invalidée en restant affaiblie par la maladie, et ayant choisi une belle-mère d'une force qui passait inéluctablement de défaites en capitulations. Le mari n'a que très peu parlé, ayant été reconnu, délesté d'une culpabilité qui le ligotait, mais soulagé, voire content d'être face à son épouse.
Les jumeaux sont nés l'année suivante. Un garçon, une fille.

Ce couple qui s'est, entre autres choses, formé pour arriver à faire dégringoler cette image de « parents idéals », car l'un et l'autre n'avaient pas identifié qu'ils reproduisaient un idéal qui leur sonnait faux, les avait fait souffrir, mais les « rattrapait » au détour d'une situation de la vie... pas si anodine puisqu'elle remettait en jeu les rôles de femme, son acceptation dans le couple, la place de mère.

Pour une première séance, j'ai décidé que la libération de l'épouse, avec le consentement non verbalisé du mari, était suffisante. Si elle n'avait pas été enceinte, et que j'avais dû pratiquer une deuxième séance, alors très certainement, j'aurais abordé l'obstination à ne pas faillir du père.

J'ai suivi ce couple pendant quelques séances, durant la grossesse. La femme est devenue rayonnante, aussi de la grâce qui émane de la femme enceinte, mais avec quelque chose de plus, la paix intérieure trouvée. La relation avec la belle-mère est devenue détendue, et avec la mère, s'est créé un climat sûr.

« J'ai mal à un de mes parents »

Je n'ai jamais vu, entendu, une personne entrer chez le docteur et dire : « J'ai le mal de mère ! » ou « J'ai encore mal à mon père ! » En effet bien qu'ils soient des membres à part entière, il n'y a qu'à des occasions particulières de la vie, par exemple lorsque celle-ci « se bloque », et que la vie ne se reproduit pas « aussi spontanément que souhaité », que l'on pourra prendre conscience que, le père, la mère peuvent faire souffrir et faire obstruction.

J'ai reçu un couple dont l'approche de la quarantaine a éveillé en eux le besoin d'avoir un deuxième enfant. L'année suivant leur mariage était née une fille, qui fut élevée en véritable fille unique, à grand renfort de baby-sitters pour permettre aux parents de vivre la course à la vie professionnelle, de s'accorder un restaurant ou un cinéma le soir, et la gamine a rapidement attrapé ses quinze ans, papa et maman la quarantaine.

Lorsqu'ils sont arrivés en consultation, j'avais eu à leur faire dépasser un premier obstacle : est-ce que le couple voulait, ensemble, un deuxième enfant ? Cela peut paraître surprenant, mais j'ai rencontré à plusieurs reprises des couples dont l'« euphorie du début » avait été mise à mal par la routine, les années de vie commune et, avoir envie d'un deuxième enfant se posait plus en termes d'une deuxième voiture ou d'une résidence à la mer ou à la montagne..., dans le cas d'un enfant : avoir envie, besoin d'un bâton de vieillesse.

Après plusieurs mois, lorsque le couple fut sûr de vouloir cet enfant ensemble, mais que cela ne venait toujours pas naturellement, il a fallu poursuivre les investigations. Là, à ma grande surprise, la femme a explicitement demandé à mettre le mari de côté, ce qui lui convenait bien. J'ai compris par la suite qu'« il courait le jupon » et que cela participait très certainement à renforcer, à garder intacte sa croyance en son pouvoir, sa virilité, bien que cela restât à prouver avec son épouse. Cet « accord » leur convenait, mais ma surprise ne s'est pas arrêtée là. L'histoire de l'épouse se résumait en une mère morte, comme par non-hasard à trente-neuf ans –

l'âge exact de ma patiente – d'une pathologie foudroyante et laissant trois filles, tandis que son mari, de son côté, était resté fils unique. Elle, en sa qualité de fille aînée, fut investie (?), autoproclamée (?) mère de substitution. Rôle qu'elle semblait avoir « trop gardé » même avec les années, bien que les sœurs soient mariées et aient elles-mêmes des enfants. Mais quel substitut enfermait-elle ?
Ce n'est qu'après quelques séances qu'elle a pu partager avec « moi » un secret qu'elle seule portait, la piégeant, l'enfermant. Sa mère était « tombée enceinte » contre sa volonté ou à sa surprise (?) Ayant déjà plus ou moins achevé d'élever trois filles, elle ne se voyait pas se remettre dans les couches et les biberons à laver, se lever la nuit. Contre l'avis formellement, farouchement, exprimé de son mari, elle fera au sixième mois un avortement provoqué : c'était un garçon. Elle vivra (survivra ?), mais quelques mois plus tard, elle fit un accident cérébral, puis tomba dans un coma dont la mort la libéra. Elle confia à sa fille aînée, âgée alors de quinze ans – comme par non-hasard, c'était aussi l'âge de sa fille unique au moment de notre travail – le terrible secret qu'elle ne voulait certainement pas emporter avec elle dans la tombe, préférant le léguer, en lourd héritage, à sa fille. Cherchait-elle une voie d'expiation ?
Dix mois après cette séance mémorable est né un garçon.

« Allô maman bobo ! » ce pourrait être la phrase de conclusion. Dans le cas précis de ce couple, sa demande d'intervention était clairement précise, je dirais même limitative : débloquer la venue de l'enfant. J'ai bien conscience que rôdaient d'autres problématiques sous-jacentes, mais elles ne faisaient pas partie du contrat passé avec eux. La mère est venue s'autoriser à régler une situation qui restait douloureuse depuis son adolescence. À l'âge de quinze ans, et très probablement arrivant à l'âge de trente-neuf ans, âge du décès de sa propre mère, elle avait sollicité mon intervention de passeur « initiatique ». Sa situation avec son mari se teintait d'une connotation d'échec à sa réalisation de femme, et au-delà de la non-confiance que lui inspirait son mari, afin de se permettre une renaissance, sans « tromper » le secret filial, elle a ouvert la bouche « au creux de mon oreille attentive – dépassant la mort de la mère – et a refermé la boucle en mettant au monde, ce fils ».

J'ai reçu un couple, dont le mari et la femme, âgés de vingt-huit ans, étaient mariés depuis cinq ans et l'attente de cet enfant qui ne venait pas m'avait amené à m'intéresser à l'histoire personnelle du mari. Après quelques réticences au début, car fils unique d'une mère chef de clinique en milieu hospitalier, il m'apprit qu'il fut élevé aux antibiotiques et avec un suivi médical un tantinet excessif. Il était surpris que je l'interroge sur des faits dont il ne voyait pas les liens avec une fertilité non expliquée. J'ai eu des difficultés à le faire parler de la relation qui existait entre ses parents, et pour s'exprimer et raconter son histoire que son épouse ne connaissait que partiellement, il avait demandé qu'elle quittât mon bureau. Le couple de ses parents ne fonctionnait pas bien, et rapidement, après la naissance de l'enfant, la mère avait obtenu une mutation de son lieu de travail et en avait profité pour quitter clandestinement le domicile conjugal, et pour s'éloigner géographiquement en kidnappant l'enfant alors âgé d'un an et demi. Après trois années de procédures juridiques et de recherches policières, le père retrouva la trace de la mère et de l'enfant. La mère décida de rompre définitivement les amarres en déménageant à l'étranger. À l'âge de dix-sept ans, il apprit que son père était décédé, et à « l'occasion » de son mariage, un de ses oncles lui dévoila la vérité : son père s'était suicidé de chagrin. J'ai proposé à mon client de faire le deuil de son père, allant sur sa tombe, en retrouvant la maison où il était né, en rencontrant la famille de son père qui subsistait. Après un voyage solitaire de trois semaines dans son pays natal, il était revenu dubi-

tatif. D'une part satisfait, pour lui, d'avoir fait ce cheminement, mais d'autre part, les mois s'écoulaient et la grossesse ne s'annonçait pas. Un heureux concours de circonstances fit que l'entreprise pour laquelle il travaillait cherchait à expatrier un cadre parlant la langue de son pays de naissance. Je lui conseillai vivement d'accepter. Deux mois après, son épouse était enceinte.

Contre toute attente, et toute logique, les protocoles d'examens médicaux qu'avaient suivis mes patients n'avaient pas prévu de venir sonder l'histoire du couple ; celle-ci « trop » fortement porteuse de sens avait été esquivée, laissant par là même, de côté, l'accès à la grossesse.

Libérer la belle-mère qui sommeille ? qui gronde ? en vous

Puisque nous sommes dans les sujets qui fâchent ! Continuons, sans détour : incontournable « belle-maman » !

Je n'ai aucun doute que toute femme souhaite, veuille être une belle maman, au sens propre, car de toute façon, si son projet de maternité vient à bon terme, l'enfant qui naîtra grandira, et lorsqu'il aura atteint l'âge adulte, elle n'aura de cesse de vouloir que son propre enfant s'épanouisse dans la vie, réussisse professionnellement, mais aussi qu'il trouve l'âme sœur... « Ils se marièrent et eurent beaucoup d'enfants », et vous, inéluctablement, avec ou sans réticences, bon gré ou contre toutes vos attentes, vous deviendrez, avec ou sans votre consentement, mutuel ou unilatéral : belle-mère.

Même si là n'est pas mon sujet : je vous souhaite de vivre l'étape de devenir belle-mère comme une réalisation supplémentaire de votre développement personnel, et j'ai l'intime conviction qu'il existe une corrélation entre la façon dont vous êtes devenue mère et comment vous deviendrez belle-mère.

L'une et l'autre ne se situent pas dans les mêmes temps, mais procèdent d'une même origine, d'une même profonde racine, dans notre inconscient : la mère et ses différentes ramifications.

Lorsque j'identifie une potentielle faille dans la place ou « non-place » de la belle-mère, je viens provoquer une réaction, par la question : « Qu'en pense votre belle-mère ? » Immanquablement, la « bonne réponse » fuse.

> *Contre toute attente, un couple, qui avait déjà huit enfants, est venu me consulter, à la demande de l'épouse, car depuis cinq ans, bien qu'elle n'ait pris aucun moyen contraceptif, il ne se déclenchait pas de nouvelles grossesses et elle venait de fêter ses trente-cinq ans. Elle fut suivie médicalement, mais compte tenu de ses huit enfants, elle s'est rapidement trouvée face à une porte close. Elle était la deuxième enfant, après un frère aîné. Une sœur la suivait d'un an, puis avec plus de dix ans d'écart, un dernier frère était né. Ma patiente s'est mariée à dix-huit ans et demi « pour fuir, me dit-elle, l'ambiance familiale, et une relation tendue, entre les parents eux-mêmes. » « Mais elle vivait, aussi, ajouta-t-elle, une relation extrêmement conflictuelle avec sa propre mère ». Elle s'est mariée avec un homme de six ans son aîné, fils unique. Dans le fil de son histoire, elle raconta qu'à chacune des naissances de ses enfants, c'est sa belle-mère, qui sous de bons auspices, s'accaparait les nouveau-nés pour soulager la jeune mère, aider... Une belle-mère fort encombrante mais dont il s'est avéré qu'elle revivait personnellement la douloureuse histoire de sa propre vie. Elle n'eut qu'un fils et toutes ses tentatives pour avoir d'autres enfants restèrent infructueuses : quelle bonne aubaine d'avoir une belle-fille si prompte à lui amener des petits-enfants ! La belle-fille n'eut pas son mot à dire, il lui fut difficile de prendre ses distances... Bref, elle voulait un enfant pour elle toute seule ! Une fois que j'ai réussi à lui faire entendre, que sans conflits, ni avec sa belle-mère, ni avec elle-même, elle*

pouvait décider, avec son mari, d'avoir un enfant... L'année suivante est né leur dernier fils.

Sans commentaires, les faits sont suffisamment parlants.

Il m'arrive assez souvent de recevoir des appels téléphoniques de belles-mères. Sous couvert de s'intéresser, de savoir si le cas de leur belle-fille peut entrer dans le cadre de ma consultation, elles en arrivent à vouloir prendre rendez-vous, en lieu et place de l'intéressée, s'y substituant « de force », mais avec bonne grâce, ou même venant à me demander de bien vouloir leur donner le montant de mes honoraires pour qu'elles puissent régler à la place de leurs enfants !

Le sujet serait inépuisable d'anecdotes et je conseille aux couples en attente de la venue d'un enfant de faire ensemble un brainstorming et de pouvoir s'ouvrir l'un à l'autre sur la place, trop encombrante, ou inexistante de la belle-mère. Parlez-en sans blesser, en prenant le temps d'entendre, comment votre conjoint peut se retrouver à vivre une situation face à la belle-mère, exactement à l'inverse de la relation à sa propre mère. Le contraire peut aussi être tout à fait vrai, à savoir que cela vient refaire vivre, réactiver l'absence ou l'omniprésence de la relation à la mère. Douloureuse révélation, douloureuse rencontre, pour laquelle il faudra prendre temps, douceur et patience, pour désamorcer, comprendre. Puis après un temps de convalescence, on peut mettre en place les actions qui vont faire changer la relation, sans pour autant en venir à tendre inutilement ou à rompre la relation à la belle-mère. Elle aussi a sa propre histoire, qui soudainement se met à faire résonner (raisonner ?), et très certainement à raviver des plaies, des souffrances, qui ne sont pas complètement cicatrisées, en elle.

Bien évidemment, c'est, au sens propre, une histoire de famille, et je dis que dans l'intérêt de l'enfant à venir, il est souhaitable de ne pas faire abstraction des ressentis de belle-maman, car elle sera aussi la grand-mère de votre enfant, et vous serez d'accord avec moi, qu'une grand-mère épanouie, cela peut être un atout supplémentaire et non négligeable dans la vie de votre enfant.

Ne pas faire l'impasse de la belle-mère est important aussi car elle demeurera, d'abord et avant tout, la mère de votre conjoint ; il est inutile d'escamoter ses sentiments, quels qu'ils soient, vis-à-vis de sa propre mère. Cela resurgirait ultérieurement, de façon insidieuse, et les conséquences en seraient de toute façon fâcheuses et inutiles.

Sporadiquement, il m'est aussi arrivé de révéler des situations où le beau-père pouvait être le lien libérateur de la grossesse. Il faut quand même bien avouer qu'il est en second plan, dans cette situation, et que dans l'essentiel des cas que j'ai suivis, il fallait lui faire retrouver sa juste place, face à sa belle-fille, ou laisser se rééquilibrer la relation père/fils.

Alors, future mère, souriez de vous voir si belle dans ce miroir !

18 ans après ou les familles recomposées
d'après le titre du film de Coline Serreau

Mieux vaut une famille recomposée à une famille décomposée ! Pour être exhaustif, il ne faut pas négliger les familles recomposées ; c'est le cas de demi-frère/sœur, c'est-à-dire lorsque des parents se remarient et que les enfants issus du premier ou deuxième mariage se retrouvent en situation de blocage lorsque la grossesse ne vient pas. Je n'ai pas, à mon avis, traité suffisamment de cas pour donner avec certitude un facteur commun. Pour donner une direction, je dis que, lorsque la situation de séparation, puis remariage (ou vie commune) s'est faite dans des « conditions acceptables de souffrance », il faut regarder quelle complémentarité le beau-père ou la belle-mère vient renforcer ou invalider par rapport au père et à la mère naturels.

J'ai le souvenir d'un jeune couple marié depuis quatre ans et pour qui aucune raison médicale ne justifiait le blocage. Le père du jeune homme était divorcé, puis remarié. Mon patient est né, garçon unique du premier mariage, puis sont nées trois sœurs du second mariage. Son père connut une très grande réussite financière et son beau-père, homme de théâtre, vivait une vie de bohème qui convenait apparemment au couple et aux enfants. Sans entrer dans les méandres de leur situation, j'avais opté pour laisser remonter chez la jeune femme les complémentarités de la mère naturelle de son mari : une femme gentille, dévouée, travailleuse « dans l'ombre », mais efficace, qui s'était trouvée, contre son gré, divorcée après un an et demi de mariage, avec son jeune fils à charge. La belle-mère de son mari, une femme avec un niveau d'études supérieur, n'ayant jamais eu besoin de travailler, s'était mariée lorsque son mari avait une situation florissante. Lorsque ma jeune patiente avait pu accepter de trouver son chemin personnel, c'est-à-dire qui lui permettait d'être elle-même, en composant avec la dualité/complémentarité de ses deux belles-mères si spécifiques ! elle eut un garçon en premier, puis deux filles.

J'ai rencontré le cas d'un père très âgé marié une première fois avec de grands enfants qui se trouvaient avoir l'âge des parents du deuxième conjoint, la seconde épouse étant de quinze à vingt ans sa cadette.

Le dernier né d'un second mariage s'est marié, la trentaine passée, avec une jeune femme de cinq ans sa cadette, qui elle, était l'aînée d'une famille de deux sœurs, puis un garçon. Il s'est trouvé que le père du mari était décédé lorsque celui-ci était âgé de onze ans ; trop jeune, il n'avait pas véritablement fait le deuil de son père, ayant des demi-frères et sœurs beaucoup plus âgés que lui au moment du décès. Il est né, lorsque sa mère avait quarante-cinq ans, et il fut élevé en même temps que les enfants de ses demi-frères et sœurs. Il fut confronté par son mariage, du côté de son épouse, à une famille, dont les parents se sont mariés jeunes et ont eu trois enfants, l'un après l'autre : une famille plus « conventionnelle ». Il lui fut assez difficile de trouver la relation juste avec ses beaux-parents. Lorsque ce couple est venu me consulter, après quelques années de mariage, il était évident, pour moi, qu'un lien de contact affectif devait se créer entre beau-père et gendre. Lors de notre deuxième séance de travail, ce couple me racontait, attristé, que le père de la jeune femme avait eu un accident cardiaque assez grave. Je leur fis prendre conscience des « non-liens » entre eux et leurs beaux-parents. Ceci était « explicable » pour le mari, étant donné que son père était décédé, que sa mère, âgée, ayant déjà des arrière-petits-enfants, n'avait pas développé de lien avec sa dernière belle-fille – éloignement des générations ? – et d'un autre côté, une distance maladroite. Le mois suivant, elle était enceinte. Neuf mois plus tard naissait leur fille.

Dans ce deuxième cas, il ne s'agit pas véritablement d'une famille « recomposée » au sens où nous l'entendons aujourd'hui, mais ce couple, de par ses origines, avait des difficultés à concevoir, tisser les liens transgénérationnels. Il n'en saisissait pas les enjeux, préférant ne pas se projeter, s'impliquer dans le maillon de cette histoire familiale qui semblait rester étrangère. S'il n'y a pas lieu de chercher au-delà de la libération de la grossesse, ce qui constituait la demande initiale et unique de ces parents, toutefois, il me semble évident, que par mon intermédiaire, ils ont fait l'économie d'une recherche des profondeurs à cette étape-là de leur vie commune.

Jouer au jeu des 7 familles !

« Dans la famille Tartempion, je voudrais la sœur. »

Un couple, la trentaine bien dépassée, et marié depuis sept ans est venu me consulter, avec un dossier médical absolument parfait, et aussi une vie de couple paisible et équilibrée, qui leur convenait bien. Rien ne semblait troubler les jours paisibles qu'ils coulaient, si ce n'était le désir bien légitime de voir des enfants gambader dans la maison qu'ils avaient acquise et leur volonté sincère de donner d'eux-mêmes pour leur enfant. En faisant parler ce couple de leurs frères et sœurs respectifs, est apparue l'interrogation suivante. De son côté, le mari avait un frère cadet de deux ans, qui tout comme lui, avait fait de brillantes études d'avocat et travaillait dans le cabinet du père, marié, semble-t-il, avec une jeune femme charmante et avait, déjà !, deux enfants encore en bas âge. La femme avait une sœur aînée, de deux années plus âgée, qui avait vécu une relation homosexuelle très forte et avait décidé de mettre au monde un enfant, par insémination artificielle, et avait donné naissance à une fille, puis s'était séparée de son amie pour partir vivre au Japon avec un artiste de quinze ans son aîné. J'avais proposé à ce couple de parler des dissonances évidentes qui se reflétaient dans leurs fratries respectives et comment ils avaient réussi à intégrer leurs différences pour se construire, se définir eux-mêmes, se projeter ensemble dans un avenir commun. Il me sembla que ce fut la première fois que le mari, dans un langage très châtié et scrupuleux de ne pas blesser son épouse, pouvait s'exprimer sur une situation qui heurtait ses modèles, tandis que la femme semblait prendre avec une certaine complicité provocatrice cette situation.
Deux garçons sont nés à deux ans d'intervalle.

Incontestablement j'avais tiré la bonne carte.

Les frères et sœurs issus des mêmes parents sont comme les facettes d'une même pierre, éclairant celle-ci. Lorsque les oppositions entre les deux familles respectives du couple sont autant marquées, comme dans l'exemple ci-dessus, la carte de lecture est flagrante. Maintenant, dans des situations familiales où les différences, les complémentarités et oppositions sont plus ténues, cela vient informer des éventuels conflits qui ne sont pas encore libérés des obstacles qui restent à découvrir, à surmonter. Ils nous donnent un chemin de réflexion, qui permet de façon réflective de venir interroger, de s'interroger, puis de proposer au couple un chemin d'avancement.

Arrêtez de vous faire souffrir pour ne pas leur faire plaisir !

Je reviendrai plus longuement sur ce sujet, dans la troisième partie de cet ouvrage, consacrée à « un enfant et après ? » dans laquelle j'explique que découvrir un projet d'éducation, de réalisation pour un enfant à venir peut libérer la grossesse. L'enfant permet aux parents de se trouver. La naissance d'un enfant étant le point de rencontre sur le graphe d'un produit cartésien de données venant des parents, de part et d'autre, mais aussi d'un enfant révélateur d'un projet.

Avant cela, il faut nous dédouaner de nos parents.

Si maintenant, après la lecture de ces pages, vous pouvez accepter, de façon positive et constructive, que la libération d'un affrontement à vos parents était nécessaire, à l'instar de nombreux couples qui sont passés par cette étape, leur permettant de libérer la venue d'un enfant, vous vous libérerez d'une souffrance, d'un blocage qui ne vous appartenait qu'à moitié. En effet, nous étions (serions ?) encore en droit de penser que nos parents, en personnes intelligentes, évoluées, compréhensives et attentives, dévouées à nous procurer ce qui est bon pour nous, nous devaient de nous mettre sur la voie de notre chemin intérieur. Bel idéal, mais qui ne fut que très rarement confirmé par la réalité, car il nous a fallu attendre les années quatre-vingt (bien tassées !) pour voir apparaître le développement personnel.

Je pense que nos parents, de la génération qui avait entre quinze et trente ans en 1968, ont été les précurseurs d'une libération, d'une évolution de notre société. Mais, il ne faudrait peut être pas exagérer la portée réelle de leur action et avoir aussi, comme eux, l'attente de concevoir, vivre, se battre (ou se débattre ?) pour réaliser un projet d'évolution de société, dans sa forme et dans son fond.

Voici l'exemple d'un couple qui avait eu un premier enfant dans l'année qui avait suivi leur mariage, et qui depuis dix ans, attendait la venue d'un « petit frère ou d'une petite sœur ». Ils avaient « avalé » toutes les étapes d'un véritable parcours du combattant et se refusaient à tenter la dernière FIV fatidique, remboursée par la Sécurité sociale, comme tétanisés par l'éventualité de l'échec et de l'après, inconnu et incertain. C'est dans un état psychologique difficile que ce couple est venu me consulter. Pour des raisons complexes et liées à l'histoire de ce couple, j'avais mis en évidence le fait que la femme cherchait à avoir un enfant en « remplacement » d'un oncle, frère de sa mère, dont le décès subit dans la force de l'âge avait chagriné toute la famille. Il n'avait pas été marié et ne laissait pas de descendance.

Ce couple ne s'attendait pas à ce que je vienne soulever cet imbroglio, mais je devais les aider à décrypter la difficulté à laquelle ils étaient confrontés, pour libérer une grossesse. Trois mois après, elle était enceinte, la FIV avait réussi !

Cette femme s'était enfermée dans une douleur qui n'était pas la sienne. Bien qu'elle se soit sentie concernée, elle avait aussi « embarqué » son mari dans son histoire. Mais visiblement, celui-ci fut dépassé par la compréhension « trop » profonde, pour lui, des événements.

Que cherchait-elle dans cet acte de « lévirat », qui n'en avait que la résonance, mais qui n'avait aucune raison d'être et la détournait du cours de son histoire ?

Soyez vous-même !

Nous sommes maintenant arrivés à regarder votre famille. « Regarder » est un bien grand mot, plus exactement nous pouvons avoir une vision, « une certaine vision », une image globalisante à un instant « t » de votre famille, dans une situation particulière de votre vie : l'attente de la venue d'un enfant.

Celui-ci serait-il le « début de la suite », la prolongation par/à travers vous de cette histoire ? Je le crois car mon expérience me l'a révélé et cela se confirme dans ma pratique quotidienne. J'ai essayé dans une première étape de vous engager à « en finir avec vos parents » pour que vous puissiez entamer votre propre parentalité. Il s'agissait en quelque sorte d'avoir pris trois pas de recul pour avoir une vision d'ensemble même si, de ce fait même, nous y perdions la vision des détails. Vision, regard, compréhension réductrice ? Certes, et c'est le passage qui permet d'avoir un point de vue panoramique pour avoir une compréhension d'ensemble : un détour vivement conseillé !

Ce n'est pas cette prise de distance par rapport à votre famille qui fera quc « tout ira pour le mieux dans le meilleur des mondes » comme par enchantement, par un effet de baguette magique. Mais vous allez pouvoir commencer à rencontrer des lendemains qui chantent, en prenant cette distance salutaire, en vous détachant positivement d'un embrouillamini qui pourrait alimenter des années de spéculations, d'analyses sans fin ni fond : ce n'est pas (ce n'est plus !) votre histoire. Vous êtes né de cette histoire. Elle a constitué les strates (mais pas toujours les strass !) de votre personnalité. Vous vous êtes abreuvé de cette matière première qui a alimenté votre chemin, votre progression dans votre vie – jusqu'à maintenant. Mais, il n'y a pas/plus de temps à perdre (sauf vous-même !) : ce n'est pas vous. C'est dit.

C'est un des paramètres, « une des couches » constituant votre extériorité dont il va falloir (dont « il faut ? ») que vous sachiez habilement vous détacher. C'est mon avis.

Rassérénez-vous et parlons maintenant de vous ! Essayons de regarder à travers vous, comment vous aider à vous comprendre – bien évidemment à partir de l'histoire qui vous a accompagné –, à vous définir, à vous projeter dans l'avenir ; là est la deuxième étape que je vous propose d'entamer : soyez vous-même !

« Vous n'êtes pas idéal ! »

Vous n'êtes pas idéal : l'aviez-vous entendu ? compris ? Maintenant c'est dit.

La littérature psy, *New Age*, les romans, la presse, etc., vous pressent, vous invitent plus ou moins directement, maladroitement, à vous trouver vous-même – quel « vous-même » ? Comme je l'ai déjà dit, c'est dans l'air du temps. De notre temps. Il ne manque pas une publicité aguichante, des images de films, des entrefilets dans la presse, etc., pour vous faire rêver, « tourner la tête », même une fraction de seconde, vous faisant miroiter, ressentir et vivre (?), de façon inénarrable l'image idéale de vous-même que vous vous projetez.

Il y a aussi ce réenchantement du monde que nous vivons, dont je parlais dans la première partie de ce livre, et cette pseudo- injonction, lancinante, qui vient vous solliciter à réaliser votre « légende personnelle ». Constamment *on line*, cela vous confronte de nouveau à vous-même et vous rappelle à ce sacro-saint commandement de notre temps en gestation, dans l'attente d'une nouvelle modernité : rechercher à atteindre un idéal indéfinissable, « *in* Athénien », inaccessible ! Le tout étant de ne pas s'éteindre, se perdre, en cours de route.

De surcroît vos parents, vos enseignants, votre entourage ne vous ont-ils pas appris, souvent de façon insidieuse, à être parfait ? À ne jamais vous plaindre ? À toujours accepter, à accéder favorablement à la demande de l'autre ? À ne pas montrer vos faiblesses ou vos découragements ?

Il faut ajouter à cela les histoires et événements que vous avez rencontrés, les affrontements qui vous ont marqué, les tensions que vous avez plus ou moins bien encaissées, évacuées. Ces épreuves ont mis à mal (épuisé ?) votre capital confiance, fragilisé la détermination, le potentiel de régénération de votre optimisme, de votre confiance en vous. Votre « système immunitaire » de défense, de réaction psychique a peut-être été malmené, et vous traînez certainement dans vos bagages quelques « bonnes vieilles » histoires que vous n'avez pas pu, su comprendre et classer, intégrer, comme pouvant faire partie de manière éducative, finalement positive de votre construction personnelle.

J'avais reçu seule cette jeune femme, après un premier entretien avec le couple. En effet, ils exprimèrent à ce moment-là, l'un comme l'autre, le fait que l'épouse avait vécu une enfance et une adolescence qu'elle n'avait pas encore réussi à « détricoter » et à recoudre, en un mot à résoudre. Je lui avais conseillé de s'en remettre à un psychologue mais elle m'expliqua qu'elle ne souhaitait pas se perdre en « vaines » discussions (dixit). Ce sont sur ces bases que je la rencontrai. Issue d'une famille de deux garçons et deux filles, elle était la dernière. Apparemment elle n'avait pas eu le privilège que l'on dit accorder « à la petite dernière » à qui l'on cède plus facilement aux caprices. Au contraire, elle parlait de sa mère comme d'une femme autoritaire, ne faisant preuve que de peu d'empathie, de capacité à écouter, à l'écouter. De ce fait, la mère n'arrivait pas à admettre une opinion différente de la sienne. Ses sentiments étaient inexprimés – inexprimables – elle réprouvait énergiquement chez sa fille les moindres élans sentimentaux lorsque celle-ci cherchait à expérimenter, à exprimer les siens. C'est ce que cette jeune femme ressentit. Son père semblait avoir fui la maison pour le monde extérieur, le travail, la société, et évitait de se trouver confronté à sa responsabilité de père. Il ne s'impliquait pas dans l'accompagnement des enfants dans le cadre familial.

Elle comprit que sa mère avait été trop bloquée, retranchée sur elle-même, et ne vivant pas, cet aspect de sa personnalité resté embryonnaire, n'ayant pas su créer une relation de couple suffisamment sécurisante pour lui permettre ainsi qu'à son mari de s'ouvrir l'un à l'autre. Finalement l'épouse, la mère car c'était envers son mari mais aussi envers ses enfants, ne leur avait pas permis de s'épanouir. Chacun avait réagi face à cette attitude individuellement suivant sa personnalité.

La mère aurait pu profiter de l'opportunité idéale que lui offrait sa fille. En écoutant son enfant, en acceptant sa différence, en se permettant d'élargir les horizons restreints de sa pensée à ceux que sa fille portait en germination dans son intériorité, prêts à éclore, un pont aurait pu se créer entre elles, prémices d'un enrichissement bénéfique mutuel. Ainsi la mère aurait pu apprendre à se connaître, à se dépasser et à trouver de nouvelles ressources à l'intérieur des nombreuses facettes de sa personnalité qui ne demandaient qu'à poindre, à s'exprimer. Le parent poursuivant sa route vers, à la rencontre des profondeurs de son intériorité, parallèlement l'enfant structurant, pour lui, sur mesure, son extériorité. Cette initiative était sollicitée au départ par l'enfant venant interpeller l'adulte qui ne pouvait que s'émerveiller pouvant facilement canaliser, gérer, intégrer les tenants et aboutissants d'une telle démarche de la part de son enfant. Mais pour des raisons qui resteront inhibées, secrètes, la vie n'est, ne s'est pas développée, restant un mystère de la non-création, de la non-ignition à celle-ci.

Vous ne pouvez pas être idéal pour vos parents ou plus exactement dans les aspects qui viennent contrarier, contrecarrer leur personnalité, voire accentuer leurs difficultés personnelles que vous éveillez, ranimez. Ils ont/avaient très certainement eux aussi tenté vainement d'exprimer leur personnalité et de guerre lasse ont abandonné. Cela n'a pu que trop longuement vous faire douter de vous-même. Cela vous a fragilisé, a ralenti votre progression à exprimer ce que vous êtes dans votre intériorité. Ce branle-bas de combat que vous avez laissé poindre, faisant ressortir plus ou moins adroitement votre recherche de vérité personnelle doit tôt ou tard (même tardivement !) s'exprimer pour vous libérer de votre chrysalide. Peu à peu, pas à pas, vous en arrivez à comprendre que votre idéal intérieur pourrait malicieusement (miraculeusement ?) correspondre à ce qui vous fait vivre, vibrer à l'unisson de votre vie le plus justement. Et par la suite, vous rendre compte qu'au lieu de vous disculper sous prétexte de respecter vos parents, ou tout autre précepte du même ordre, vous leur rendez un « sacré service » !

Libérez votre « parent intérieur »

La mère, dans ce cas, mais chacun des parents en général, a aussi comme devoir vis-à-vis de lui-même (peut-être aussi face à la création, face à l'univers) de se trouver, de se laisser guider, de laisser grandir, mûrir son intériorité, en se proposant (s'imposant ?) de prendre la main de son enfant pour « faire un bout de chemin » dans la vie, avec lui. L'enfant étant, par effet réflectif, le potentiel d'évolution intérieure des parents. Est-ce que ceux-ci en auront pris conscience ? Auront-ils saisi cette opportunité ? Mystères et secrets de la vie.

Sinon, avec plus ou moins de réussites, de joies et de souffrances mélangées, il s'imposera à vous le dur travail de libérer le/ou les parent(s) intérieur(s) resté(s) prisonnier(s) en vous.

Il vous sera extrêmement difficile de vous soustraire à l'obligation de votre intériorité, dirigée, prise en charge, gravée en vous par l'enregistrement, plus ou moins juste, plus ou moins faux, de la réalité que vous avez vécue, mixée avec l'image, positive ou non, inculquée par vos parents. Soyez bien sûr que les détours, les circonstances événementielles de la vie se chargeront inopinément de se rappeler à vos bons souvenirs !

Cette jeune femme avait divorcé après quelques mois de mariage, enceinte. Elle accoucha à terme d'un fils. Lorsqu'elle se remaria la grossesse ne venait pas, et lors de la conversation que nous avions eue, je lui faisais remarquer qu'elle semblait reproduire un couple à l'image de celui formé par ses parents : dans le conflit. En effet, elle racontait combien elle vécut difficilement la relation avec sa propre mère. Celle-ci lui imposait strictement son point de vue, sa façon de faire et de mettre en pratique les « choses de la vie », ses principes, etc. Le père aussi avait, semble-t-il, baissé les bras face à sa femme, préférant se replier sur lui-même, sur son travail, et ayant décidé (imposé d'après le souvenir de ma patiente) de faire chambre à part avant ses quarante ans. Que souhaitait-il montrer à son entourage par cet acte ? Pourquoi le père n'avait-il pas envisagé de se séparer clairement, définitivement, de son épouse en divorçant par exemple ?

Pourquoi se défit-elle de son mari ? Pourquoi s'infligeait-elle une si grande dureté ? Pourquoi cherchait-elle à « empêcher » son fils d'entretenir ou de développer une relation avec son père ? Autant de questions qui, une fois posées, portèrent leur effet réflectif et libérateur de sa conscience, libérant sa volonté propre d'être : par elle-même, à sa manière.

Après une période de transition qui fut houleuse dans la relation à sa propre mère, comme une prise d'émancipation, prise de responsabilités, elle s'accorda de vivre plus sereinement suivant ses propres conceptions, convictions, y compris dans son second mariage : la grossesse ne tarda pas à venir.

Il est inutile, pour ce qui concerne la libération de la grossesse, de se perdre en vaines polémiques et de s'attarder trop longuement à savoir « le pourquoi du comment ». Il est un fait que la mère aurait tiré tout bénéfice à s'impliquer dans la prise en charge de l'épanouissement de sa propre fille. Cette attitude aurait eu très vraisemblablement des répercussions positives pour la mère. Cela aurait *de facto* modifié la relation de couple des parents, projetant par la même occasion une autre conception, projet de couple pour la fille (plus positif, moins dans l'agression et ne pas s'obstiner dans la non-écoute) etc. Mais, c'est un fait, la « guerre de Troie n'a pas eu lieu » !

Autant de conclusions que l'enfant devra libérer, prendre à la lettre pour l'Être qu'il est en train de laisser sortir de ses entrailles, de ses profondeurs.

Prenez du moi, prenez du poids !

Remettons les « choses » en place et dans le bon ordre, en prenant du Moi, vous prendrez du poids pour la « bonne cause » : la grossesse tant attendue. Il serait souhaitable que vous ne fassiez pas le contraire, c'est-à-dire qu'il faut garder présente à l'esprit l'équation : « entre poids émoi » et la résoudre (se résoudre à ?), l'intégrer. Accepter de rechercher, de trouver « sa solution personnelle », individuelle, sur mesure à : « entre ton poids et ton moi, pas de place pour l'émoi ! » Et si d'aventure vous preniez trop de poids, sans être enceinte : sauriez-vous ce qui vous reste à inverser ?

*Lorsque ce couple est arrivé pour la première fois en consultation, sa gêne, son embarras était de « taille » : l'épouse ne réussit qu'*in extremis *à s'enfoncer entre les bras du fauteuil face à mon bureau, tant elle avait de surpoids. Elle avait de beaucoup dépassé la barre fatidique des 100 kg bien qu'elle fût encore loin de ses trente ans. Elle raconta le décès de sa mère qui survint de façon tragique, alors qu'elle n'était encore qu'une enfant. Elle décrivit la difficulté de ses frères et sœurs à « revendiquer » face à leur père le besoin de* *soutien, d'aide. Ils firent même le contraire, se confinant à ne surtout pas solliciter « quoi que ce fût ». Cette situation pesante était plombée en refrain par les familles des deux côtés en plaignant le père et en geignant avec lui sur la situation difficile que la vie lui imposait. De cette manière, plus ou moins directement, consciemment, on intimait aux enfants de rester des « enfants sages », bouche cousue. Ils se devaient d'apprécier d'avoir un père si dévoué, se sacrifiant « comme il pouvait » pour ses enfants laissant planer de façon à peine voilée, que sinon ils seraient responsables s'il arrivait « quelque chose » à leur père.*

Bien qu'il y ait des structures d'aide sociale dans toutes les villes de « France et de Navarre », j'ai entendu des histoires semblables à celle-ci de « trop » nombreuses fois. Personne parmi les enseignants de ces enfants, les voisins, n'avait rien remarqué d'anormal et les services d'aide à l'enfance n'étaient pas intervenus au-delà d'un contrôle, d'une supervision de routine. Il est vrai que ces enfants étaient propres, entretenus, arrivaient à l'heure à l'école et ne faisaient pas parler d'eux dans leurs quartiers, passant inaperçus : mais y avait-il quelque chose à voir à/de l'extérieur ?

Dans le cas de cette jeune femme, mais il est possible de généraliser à d'autres cas, l'affrontement à la perte de poids, au ré-engagement, à la ré-appropriation du moi suivi pas à pas fera son effet. Dans cet exemple, la jeune femme perdra 50 kg en moins de deux ans et fera une grossesse en bonne et due forme même si elle exagérera de quelques « bons kilos » (mais pas tant que cela !) supplémentaires.

Le mari avait bien évidemment une place, une non-place (?), dans cette histoire, dans son histoire de couple, face à/avec son épouse, mais aussi vis-à-vis de lui-même. Mais son histoire ne s'imposait pas à l'histoire personnelle de l'épouse, et l'objet initial de leur « demande de grossesse ».

Être et Avoir
d'après le titre du documentaire de Nicolas Philibert

Il n'y a pas que des situations aussi tragiques où l'être peut se révéler absent, bloqué, situation à laquelle il faut éveiller la conscience de la personne en lui proposant de réinitialiser, re-démarrer, se réapproprier son être pour libérer l'avoir : avoir un enfant (en ce qui concerne notre propos, bien que cela puisse avoir/ait d'autres répercussions).

Être en règle (en paix avec soi-même), avoir réglé son enfance et être devenu un adulte en voie de progression pour accueillir l'enfant me semble être le chemin à emprunter lorsque spontanément, naturellement, les mécanismes ne se mettent pas en place d'eux-mêmes.

Un jeune couple avait eu naturellement, après leur mariage, une fille. Mais tous deux voyaient les années passer, les suivis médicaux se multiplier, mais pas de grossesse poindre à l'horizon. Ils relatèrent le fait que le couple avait dû passer par des hauts et des bas (d'ailleurs ce sont souvent ces derniers qui blessent !), qu'il s'était stabilisé dans un accord de paix, qui semblait leur convenir en apparence, et que j'avais résumé par « chacun fait ce qui lui plaît » et eux de renchérir « à la condition que cela n'indispose pas l'autre ». C'est un accord comme un autre. Le mari s'était construit un monde professionnel, où il réussissait, une vie sociale qu'il vivait en célibataire, et consacrait la fin de semaine à sa famille, et deux semaines de vacances par an. L'épouse avoua qu'il lui avait fallu un certain temps pour « avaler cette pilule » qui lui semblait amère – serait-ce cela qui l'empêchait d'être mère ? Cet état de fait entériné et après une aide par un suivi en psychothérapie de soutien, elle avait réussi à trouver ses repères dans cette situation.
Alors je reformulai leur question : pourquoi la grossesse ne venait-elle pas ? La question restant sans réponse de leur

côté, je proposai à la jeune femme de, non pas « faire un bébé toute seule », mais, d'abord et avant tout, de mener à bien un projet qui sommeillait en elle. Je lui proposai d'accoucher d'elle-même ! Le mari n'y trouvait pas spécialement son compte (pour l'instant du moins en apparence) et la jeune femme, après quelques hésitations, sauta sur l'occasion pour libérer ses anciennes aspirations inassouvies : finir ses années de conservatoire de musique.
Elle obtint son premier prix, et en même temps qu'elle suivait le cours privé d'un professeur, tout en participant à donner des concerts, la menant régulièrement à l'étranger, elle menait à bien, à terme, la grossesse d'un garçon.

Il y a une multitude de façons d'être, le tout étant de ne pas « se faire avoir » ou d'en ressentir le sentiment, que cela soit justifié ou non. L'histoire de ce couple est explicite. Ces deux êtres avaient un large besoin d'autonomie, de réalisation indépendante et personnelle. Mais ce n'est que lorsqu'ils eurent un intérêt commun – après leur mariage notamment – qu'ils furent prêts à concéder, à se concéder mutuellement, momentanément du terrain sur leur individualisme pour céder la place à « partager » une première grossesse ensemble. Loin de porter un jugement ou de vouloir tenter de comprendre leurs mécanismes personnels – ils n'en étaient pas demandeurs – il fallait leur permettre de se rendre à l'évidence : la concession qu'ils se firent l'un à l'autre n'était pas libératrice d'une deuxième grossesse.

Les « être » et les « avoir » (qui ne sont ni liés ni proportionnels aux avoirs en banque !) de chacun des partenaires du couple peuvent, doivent ou devraient interagir, à l'occasion de l'affrontement lors de la venue d'un enfant. Très probablement, dans une grande part des grossesses qui surviennent spontanément, ce « rééquilibrage » se fait naturellement. Soit le couple ou l'un des partenaires en ayant plus ou moins la conscience le dépasse naturellement, soit c'est une des occasions que la vie propose aux couples de se redéfinir, se re-projeter dans l'avenir. Il peut y avoir d'autres situations dans lesquelles la vie va s'infiltrer pour proposer au couple ou à l'un des deux partenaires, séparément ou ensemble, de se repositionner. Cela peut se poser pour des questions de santé (pour eux, pour leurs familles ou proches), de réussite sociale ou professionnelle, face à l'éducation d'un/des enfant(s) et ses éventuelles complications, en passant par des questions plus ou moins lancinantes du psychisme, allant du simple affrontement à la libération de soi, à des angoisses, des états dépressifs, etc., la liste n'étant pas exhaustive.

Dans ces occasions avec plus ou moins d'entrain, de spontanéité, de chance ou de facilité, le couple va s'offrir une possibilité de retour sur soi. Il va appréhender ce qu'il est, dans la compréhension de ses origines personnelles, de sa structuration propre et dans le dévoilement d'un avenir à décoder, à projeter. Ce sont des moments à privilégier, à ne pas laisser passer en refusant de s'y confronter, la vie sachant malignement nous resservir ces achoppements, en réitérant ses sollicitations, de façon de plus en plus incisive, ne nous laissant que peu de possibilités, à la fin, de nous fuir, de fuir à nous-mêmes.

Mettez la main à la pâte pour modeler, structurer votre personnalité, c'est une chance que la vie vous apporte, et si c'est à l'occasion de la libération d'une grossesse qui tarde à se manifester : questionnez, cherchez, rassérénez-vous. La construction de vos êtres vous apportera assurément le « petit être » que vous désirez tant « avoir » !

Alors, mettez le nez dans votre famille !

Avec force d'exemples, j'ai tenté de vous faire comprendre que vous avez tout intérêt à aller regarder ce qui se passe dans votre famille : mais attention, avec délicatesse, avec circonspection, avec comme seul et unique but, de vous transformer vous-même.

Sachez qu'il est toujours plus facile de voir le maillon faible chez votre belle-famille ! Auriez-vous encore quelques animosités, rancœurs sur la belle-sœur, l'oncle, etc. ? Utilisez cette énergie négative comme moteur de votre propre recherche, votre avancement personnel. Si vous rencontrez des difficultés à rester tranquille en vous, essayez de vous en ouvrir, sincèrement, avec délicatesse à votre conjoint. Immanquablement, si vous y mettez le temps, les formes et les mots, il devrait se montrer le premier intéressé à coopérer. Sinon, laissez-lui une marge de réflexion, un temps de retour sur lui, sur vous-même, ou ponctuellement demandez de l'aide à un professionnel de l'écoute, qui vous renverra le message qui manque à votre progression.

Mais, aussi, n'oubliez jamais que votre belle-famille est l'envers du décor de votre famille intérieure, en potentiel, que vous souhaitez construire. Sans eux, sans famille, il vous serait difficile de mettre au monde une génération spontanée !

De surcroît, c'est justement des faiblesses que vous constaterez, dans vos familles, des deux côtés, qu'un projet d'avenir s'inscrit pour vous, qu'un programme de travail de réalisation se propose à vous. À vous de réfléchir et de vous engager, ou non.

Depuis que le monde est monde, les familles se sont construites de la même façon, avec leurs bonheurs et leurs haines, avec leurs joies, avec leurs peines. À vous de tirer votre épingle du jeu et de comprendre qu'il est probable que vous arriverez à vous transformer, à vous bonifier avec le temps, à vous trouver... mais ne vous érigez pas en redresseur de torts.

Lorsque vous serez sur votre chemin, que vous commencerez à trouver, évitez de faire le guignol, de chercher à épater la galerie, lors d'un repas familial ou plus branché, en faisant votre page Internet de toutes vos découvertes ou de vous épancher en conversations téléphoniques. Sous de bons prétextes..., n'essayez pas d'obtenir de la tante... l'information qui vous manque sur votre propre mère, en distillant quelques bribes sur votre démarche, qui vont se trouver être explosives, faire le tour de la famille, à la vitesse du mur du son, et avec pertes et fracas, finir par se retourner contre vous, vous assommant d'un coup de boomerang.

Curieux s'abstenir. Tel pourrait être le mot de mise en garde, car si la famille détient pour vous de façon réflective une chaîne d'informations nécessaires à la compréhension de votre évolution, de votre chemin personnel, n'oubliez jamais deux choses. Premièrement vous êtes en situation de détresse, vous cherchez à vous « dépatouiller de », dans votre propre histoire. Et, de surcroît, vous n'aviez pas pris conscience d'un certain nombre de facteurs familiaux auparavant ; alors soyez modeste et gardez vos découvertes pour vous. Deuxièmement, la famille souhaite que vous vous sortiez de cet épineux problème dans lequel vous vous trouvez coincé, mais pas au prix de venir secouer, interroger, interpréter l'histoire familiale sous le nez de vos proches, au grand risque de les insupporter en les mettant mal à l'aise vis-à-vis d'eux-mêmes.

Fort de toutes vos conclusions, lorsque vous aurez traversé, contre vents et marées, la tempête de votre histoire personnelle, que vous serez arrivé à bon port, la vie s'arrangera, très certainement, comme par un malicieux clin d'œil, pour vous donner l'occasion de partager votre découverte, votre nouvel état de conscience, mais, en aparté, et cette fois-ci avec sérénité, humour et patience, avec une personne de votre famille, un ami afin de l'aider discrètement.

Et n'oubliez jamais :

La Vie est un long fleuve tranquille
d'après le titre du film d'Étienne Chatiliez.

À vous d'écrire la suite !

Chapitre IV

Une grossesse difficile à venir

Un dossier médical « trop » parfait

Je constate que les couples qui viennent me consulter sont généralement bien suivis sur le plan médical, gynécologique en particulier. Je ne suis pas expert en la matière pour en juger, mais il est rare, aujourd'hui, dans nos pays riches, industrialisés et largement informés, qu'un couple n'ait pas multiplié les consultations pour recouper différents avis médicaux et n'ait pas lu sur ce sujet qui le préoccupe. C'est bien. C'est trop ? Assez rapidement, le couple saura pourquoi « techniquement » cela bloque, prend du temps. Il est exceptionnel de devoir traiter des couples avec des pathologies multiples ; à chacun suffit sa peine ! C'est rassurant pour l'homme et la femme, et cela pose clairement l'engagement, le sérieux du couple dans sa volonté, sa démarche : libérer la grossesse qui se fait attendre. J'ai remarqué qu'un laps de temps assez court suffit pour « mettre le doigt » sur le problème ; pour autant, la difficulté n'est pas surmontée.

Ne pas faire d'amalgame entre diagnostic et traitement

Le diagnostic confirmé par un spécialiste – éventuellement validé par un autre – ne doit pas vous mettre dans l'obligation d'adhérer, les yeux fermés, au traitement proposé qui s'ensuit.

Il faut prendre un temps de décompensation, pour accepter, vous laisser traverser par cette information. Comprendre, décrypter, analyser, même succinctement, le message de ce diagnostic. Pourquoi ne pas se faire aider ponctuellement ? Il ne peut y avoir de raison ni d'urgence à s'engouffrer, sans risquer de se perdre, y compris assez rapidement en désillusions, dans un traitement. La sagesse populaire nous dit que les conseilleurs ne sont pas les payeurs ! Un bon diagnostic est un gage de sérieux, de connaissance, de juste analyse, mais ne peut pas être une garantie de résultat sur la technique de traitement mise en place par ce même spécialiste. Alors, un temps de réflexion...

Sinon, vous risquez de « faire sauter les plombs » !

J'ai d'ailleurs remarqué que, bien souvent, vivre les étapes en les scindant, comme je viens de l'exposer, apportait une certaine « chance », une éventuelle ouverture à d'autres opportunités. J'ai constaté qu'une circonstance événementielle se produisait alors plus « spontanément », qu'un nouvel éclairage ou compréhension/acceptation surgissait et faisait prendre à mon patient, par ce recul, une voie à laquelle il ne pensait pas forcément, initialement.

J'ai essayé d'expliquer cela calmement à un couple, qui s'était décidé tardivement à envisager de concevoir des enfants ensemble, mais qui, soudain, paradoxalement n'avait plus le temps, la patience d'attendre... Ces personnes voulaient passer les étapes, sans prendre le temps, la réflexion de les vivre. Malheureusement, l'épouse « craquait », n'arrivant plus à se retrouver, dans cette embardée, ayant, plus rapidement que son époux, compris qu'il lui fallait impérativement faire une pause et reprendre plus sereinement la situation sous un nouvel angle. C'est à ce moment-là qu'elle réussit à convaincre son mari de venir me consulter.

L'instinct de survie de l'épouse, se sentant plus concernée, de fait, par son investissement tant physique que personnel, mais aussi sa responsabilité de future mère, vis-à-vis de l'enfant à venir, tels furent les éléments qui participèrent à « mettre du plomb dans l'aile » à ce couple. Le mari, plutôt contraint et forcé, semblant vouloir à tout prix des enfants tout de suite, finit par accepter de se mettre au diapason, à l'écoute de son épouse. Ils vécurent une crise de couple difficile. Mais avec le recul, cette étape leur fut bénéfique, salutaire, car à cette occasion-là de sa vie, l'épouse put exprimer, laisser ressurgir de sa personnalité, sans pour autant revendiquer le fait de vouloir « porter le pantalon » dans le couple, son besoin de « marquer le tempo », de revendiquer son « droit d'être écoutée ». Ce postulat accepté, après quelques longs mois, ils décidèrent de changer de gynécologue et reprirent un traitement de soutien de la grossesse. Celle-ci se déclencha et elle accoucha de jumelles à terme et en bonne santé.

Il ne leur restait plus qu'à courir pour s'occuper des « deux gamines », ce qui représente des efforts soutenus et un travail non négligeable !

S'investir dans un traitement et essayer de le comprendre et le vivre

Là, j'engage à bien réfléchir et à se décider pour suivre une voie, et une voie unique, pour surmonter un problème. Il existe de nombreuses approches, différentes écoles et techniques développées, qui sans s'opposer *de facto*, ne font pas obligatoirement bon ménage – pas tant sur le plan des techniques pures mais plus au niveau de leurs leaders cherchant à protéger leurs intérêts. C'est humain, mesquin ? Soit. Mieux vaut rapidement en prendre conscience. Je conseille vivement à mes patients de ne pas être le jouet de ces débats qui ne les concernent pas, et au plus, les consternent ! Comment, lorsque'on n'est pas spécialiste sur un sujet, complexe par « nature », arriver à trier le bon grain de l'ivraie ? Comment s'approprier un diagnostic et son traitement ?

Lire, s'informer, prendre du recul. Combien de fois m'est-il arrivé de rencontrer des patients devenus spécialistes de leur pathologie, ayant parcouru la planète médicale *via* le Net, connaissant les écoles, leurs spécificités et les noms des principaux responsables ? Cette lecture documentaire va de l'information générale à la vulgarisation et permet, au plus grand nombre, la compréhension de phénomènes scientifiques plus complexes grâce à un langage « assez simple ». Le béotien lui-même peut alors avoir une vision globale de pathologies souvent abstruses. Flânez dans les rayons des librairies : force est de constater une riche production de livres sur tous les aspects de la grossesse, avec des approches complémentaires. Il y va des livres qui permettent d'actualiser nos connaissances, pour certaines oubliées depuis les bancs de l'école, pour d'autres absentes, jusqu'aux ouvrages les plus pointus. Je crois sincèrement qu'aujourd'hui toutes les chances sont mises du côté de celui qui cherche à s'informer. N'est-ce pas suffisant ? Inutile de faire un pseudo-doctorat et de perdre l'essentiel. Ce qui compte, c'est vous et (avec) votre volonté (ou votre désir) d'enfant, et l'étape à laquelle vous êtes confronté.

Prendre le temps de décider du traitement, en connaissance, permettra d'éviter d'entrer dans une spirale de soins, allant *crescendo*. J'ai vu de nombreux cas, pour lesquels l'acharnement thérapeutique s'est révélé aberrant, non justifié, et où la femme finalement est parvenue à être enceinte le plus naturellement du monde. Je ne souhaite pas faire de simplification abusive, caricaturale, mais je veux faire comprendre que l'acharnement se trouve aussi du côté du patient qui trouve un intérêt extérieur, ponctuel à s'y laisser entraîner. Cela m'est apparu lorsque des patientes, après une grossesse menée à terme mais tourmentée en rebondissements médicaux, envisageaient à nouveau d'attendre un enfant. Sauf contre-indication médicale préexistante – et quelques frayeurs à évacuer –, aucune fatalité n'obligeait de répéter les mêmes souffrances.

J'ai reçu un couple, dont la jeune femme à vingt-huit ans avait vécu une grossesse difficile, stressante et très assistée médicalement. Elle avait accouché, trois ans auparavant, d'un garçon qui présentait des troubles du développement nécessitant un suivi médical de l'enfant. Il s'agissait d'une situation bien angoissante pour ce couple. La jeune femme avait des difficultés à prendre du recul par rapport à ce qu'elle vivait avec son enfant, sa place, son rôle, sa responsabilité ? Elle cherchait à se retrouver. Il fallait aussi gérer leur position face à la médecine. Tout cela était encore « bien présent », actif chez ce couple, qui envisageait une deuxième grossesse. Il était donc souhaitable d'exprimer et d'arriver à une analyse minimale et acceptable par la patiente de la situation vécue par le passé, avant d'entamer une nouvelle gestation. Se faire aider.
C'est ainsi qu'après avoir mené ce couple à prendre conscience des tensions qui polluaient leurs relations à une deuxième grossesse, ils décidèrent de faire une pause dans leurs projets et me sollicitèrent pour que nous puissions faire un « débriefing ». Chose faite après trois séances, ils abordèrent sereinement, dans les mois qui suivirent, l'attente de leur deuxième enfant ; un garçon naquit à terme et en parfaite santé.

Oui, il y a des médecins qui expliquent clairement les actes et leurs progressions ! Mais est-ce suffisant ? Est-ce l'obligation du médecin de traduire, de donner un sens aux actes médicaux qu'il pratique, que vous recevez ?

Attention à la montée crescendo *des actes médicaux*

Prendre le temps de comprendre, avoir la patience de suivre le traitement jusqu'au bout, sans sauter d'étapes : il sera toujours temps d'envisager des investigations plus profondes et de mettre en place des traitements plus intensifs. Chaque nouvelle étape doit être vécue dans ce même état d'esprit. Même si cela n'est pas toujours facile à comprendre et à accepter, n'oubliez pas que chacune d'elles vous offre une nouvelle opportunité, de nouvelles chances de réussir votre projet. Si vous vous sentez trop tendus, trop inquiets, sur le qui-vive pour l'aborder, peut-être serait-il alors souhaitable de faire une pause, de vous reprendre en main. En parler.

J'ai constaté que c'est souvent la femme qui reprend plus ou moins spontanément, et alors assez souvent seule, la gestion du processus du traitement médical. Lorsqu'il est présupposé que c'est sur son corps physique qu'il « faut » intervenir médicalement pour libérer la grossesse, elle va devoir se trouver confrontée à elle-même, en s'individualisant.

Faut-il imputer la faute de cette spirale au corps médical ? Très certainement. Le médecin est supposé savoir, maîtriser. Si le dialogue, ou la compréhension de ce qui est vécu par la patiente, est rompu et que les actes se mécanisent, les dérapages sont inévitables. Le médecin devrait faire équipe avec un superviseur, proposer aux patients pour lesquels il redoute une certaine faiblesse, de se faire suivre en parallèle. Chacun serait gagnant, à commencer par l'enfant à naître. Toutes les expériences que j'ai vécues dans ce sens n'ont été que positives. Le médecin est plus libre pour penser, se consacrer à sa médecine, le patient est écouté, et donc plus réceptif à lui-même, au praticien, à l'acte, et le superviseur permet au tout de vibrer à l'unisson.

Lorsqu'il y a une double lecture de l'acte médical, c'est-à-dire qu'il n'est pas limité à un acte mécanique extérieur, mais doublé d'une tentative de compréhension par la verbalisation, alors cela limite les risques de montée en *crescendo* des actes médicaux.

J'ai reçu un jeune couple de vingt-quatre ans qui, après trois ans de mariage, était déjà passé par la déception des premières vaines attentes de la grossesse. Après les multiples examens, tant chez la femme que chez le mari lui aussi s'y étant plié, ils se trouvèrent confrontés à envisager une insémination artificielle avec le sperme du conjoint sur la prescription de leur médecin gynécologue. C'est à ce moment que suivant les conseils d'un de leurs parents, ils ont décidé de venir me consulter. L'utérus de l'épouse antéversé et une mauvaise qualité de la glaire avaient fait prendre au médecin la décision de passer à l'insémination. Acte qui résonnait difficilement sur le plan personnel pour le couple, et évidemment pour le mari cela revêtait une connotation symboliquement forte.

En s'arrêtant pour exprimer, comprendre (?) ou plutôt entendre ce que le couple vivait tant dans sa construction commune qu'individuelle, mais aussi dans sa sexualité, tous deux décidèrent conjointement de prendre un mois de recul, de retour sur eux-mêmes, pour mieux se retrouver dans leur couple. L'avenir leur donna raison car le mois suivant elle était enceinte.

J'ai volontairement pris un exemple « simple » afin de ne pas tomber dans le sensationnel, bien que chaque acte, quelle qu'en soit sa complexité technique, procède du même principe : il permet au couple de s'obliger, s'il le souhaite, à se confronter à lui-même. En décodant le message qui est justifié par l'acte médical prescrit, le couple peut avoir une compréhension de la validité de le pratiquer ou non, et de ce fait, avoir la tranquillité, l'assurance face à lui-même, d'être le plus cohérent possible, dans cette situation particulière, à ce moment-là, de son parcours.

Aussi, si par « malchance » il y avait un concours de circonstances qui amènerait à mettre en évidence plusieurs facteurs concourant, apparemment, à différer le démarrage d'une grossesse, il faudrait pratiquer de la même façon. Lorsqu'il m'arrive d'être confronté à ces cas, je procède en proposant au couple de travailler étape par étape, en hiérarchisant les problèmes et en décidant de les affronter les uns après les autres.

Maintenant, surtout dans le cas de couples qui ont peu de conscience de leur développement, de leur implication personnelle, je ne crois pas, sauf malchance, à une erreur de diagnostic qui viendrait jouer les « troubles faits ». Si tel est véritablement le cas, il est important de s'interroger sur ce que cela reflète chez le couple. Hormis ces cas rares, la phase de distinction entre le diagnostic, souvent confirmé par différents professionnels, et la phase de traitement à démarrer doit être identifiée.

Un dossier médical « trop » parfait

Chaque semaine qui passe déverse, dans les médias, son lot d'articles pessimistes, alarmants, souvent attristants à première lecture, sur l'état de santé de nos services hospitaliers, et l'équilibre périlleux auquel est confronté le personnel soignant. Y aurait-il des intérêts, des groupes de pression, qui utiliseraient les médias à « trop » grand renfort pour véhiculer leurs axes de communication ? Digressions mises à part, cela contribue à rendre plus complexe, inquiétante la compréhension médicale de la grossesse qui alors est plus hasardeuse à circonvenir. Cela peut très facilement faire perdre la tête à quelqu'un d'impressionnable ou contribuer à perturber même momentanément un couple. Cela serait une justification qui tendrait à faire concevoir aux couples en attente de grossesse, qu'un dossier médical, de surcroît en gynécologie, est quelque chose qui doit être plus que parfait.

Néanmoins, c'est un fait réel, et chacun peut y aller de sa petite anecdote à son histoire à faire frémir, voire donner la chair de poule. Essayons de comprendre cette réalité-fiction, pour ce en quoi elle nous/vous concerne. Vous, nous ne sommes pas le législateur, le pouvoir exécutif, les instances de réflexion et d'évolution de la société. Si tel n'est pas le cas mais que vous êtes impliqué professionnellement à un échelon ou à un autre de cette chaîne, il vous faudra mettre une cloison hermétique entre vos considérations d'ordre professionnel et vos projets personnels. Lorsque vous passerez de l'autre côté de la barrière, et que, pour réaliser votre désir d'enfant, vous ferez appel aux services médicaux français, si vous rencontrez des blocages, ce qui serait bien normal, parlez-en, faites-vous aider sur ce point précis.

Mais de façon générale, vous est-il arrivé de vivre, d'entendre, ce qui se passe ailleurs dans le monde ? Moi qui travaille sur trois continents, je peux vous assurer que je n'ai pas été témoin de miracles ailleurs. Je serais tenté de dire qu'au loin, même pour les parfaitement bilingues, le « allô, maman bobo » reste présent au fond de nous, résonne différemment, mais toujours dans notre langue maternelle. Un psychosociologue expliquerait ce phénomène par bien des raisons et mécanismes ; mais là n'est pas mon propos, et je ne cherche pas à porter de jugement – n'étant pas d'un avis autorisé sur le sujet. Ce dont je voudrais vous faire prendre conscience, c'est que cette somme d'informations négatives ressurgit, vous affecte, vous conditionne, plus ou moins consciemment car, encore une fois : c'est un fait.

Maintenant, il vous faut choisir entre regarder le verre à moitié plein, ou à moitié vide !

Tout compte fait, aurions-nous un intérêt, pas forcément louable, dans le regard que nous portons sur cette situation ? Ne serait-ce pas commode, dès que l'on pousse la porte du personnel médical de se sentir agressé, de commencer à soupirer, à s'agacer de détails peu agréables (la liste peut être facilement allongée) ?

Quelle est ma part de responsabilité dans cette situation ? Lorsque je viens consulter, suis-je vraiment dans l'attente d'un diagnostic extérieur qui va me faire progresser dans ma réalisation personnelle, me mettre sur ma voie et me donner la chance de mieux me connaître, d'entendre mes blocages, mes limites à dépasser ? Ne suis-je pas insatisfait et ne chercherais-je pas un exutoire ?

Bravo pour avoir répondu honnêtement à ces questions. Il y a beaucoup de premières étapes comme celles-ci, auxquelles vous êtes confronté dans la vie. Elles vous permettent de vous recentrer sur vous-même, de retrouver le chemin de l'expression de votre intériorité qui se concrétise dans les circonstances événementielles de votre quotidien. Au passage, je vous conseille d'en profiter pour faire une introspection, même rapide, et votre *mea culpa* ; inutile d'être éploré, de commencer une confession publique, et de vous répandre en excuses qui risqueraient d'être mal perçues par vos interlocuteurs. Si au fond de vous, calmement, vous pensez avoir dépassé certaines limites dans une ou plusieurs situations, passez à l'acte : mais seulement après réflexion et à dose « homéopathique » ! – c'est-à-dire choisir la voie la moins agressive, pour le corps et pour la personnalité ou permettant de faire une progression par paliers successifs. Il me semble que la ferme résolution de réagir différemment lorsque vous serez mis au pied du mur lors d'une prochaine situation – qui ne tardera pas à se présenter ! – est suffisante.

Aide-toi et la médecine t'aidera !

N'oubliez pas : un dossier médical parfait peut être (devrait être ?) le reflet d'une situation à dépasser, être un indicateur du chemin à suivre, un jeu de piste.

Un couple après deux années de suivi médical se trouvait confronté, d'une part, à une grossesse qui ne se déclenchait pas, et d'autre part, à un blocage sur la pratique des techniques d'assistance médicalisée à la procréation. Tous deux refusaient de franchir l'étape suivante qui leur était proposée/imposée. C'est à ce moment-là qu'ils sont venus me consulter, ne comprenant pas pourquoi ils devaient passer à l'AMP, alors que leurs attentes précédentes avaient déjà été déçues. Ils n'avaient pas reçu d'explications « acceptables » à leur entendement et ne se sentaient pas rassurés de plonger dans cette nouvelle étape laissant poindre beaucoup d'incertitudes. Bien leur a pris de faire cette pause ; sans autre intervention, que de les avoir reçus tranquillement, sincèrement, la jeune femme tomba enceinte le plus naturellement du monde le même mois.

Ce sont des cas que je rencontre fréquemment. Avant l'ultime insémination que le couple refuse de faire, repoussant l'échéance par peur de l'après, de la fécondation in vitro, etc., l'écoute attentive permet la libération des tensions... et la grossesse est au rendez-vous !

Trop : l'ennemi du bien ?

Alors : qu'est-ce que je cherche en m'exposant à multiplier, à exiger des investigations médicales de plus en plus poussées – et onéreuses, de surcroît ? Quel rôle surdimensionné, je cherche à faire porter au corps médical ? Voici quelques pistes, qui au-delà du sens ou de la responsabilité civique de tout un chacun, viennent nous interpeller.

Il est temps pour chacune des parties de reprendre sa place, sa responsabilité. Le médecin n'est pas un oracle des temps techniques et modernes à qui il est raisonnable de confier, de remettre sa destinée personnelle. Sage, il ne l'est pas non plus. La complexité, la technicité et la longueur de sa formation ne sont pas compatibles avec une formation aiguë en matière de compréhension, d'assimilation des méandres de l'humain, du couple, des origines familiales, sociales, etc. Peut-être est-il temps d'encadrer, de clouer au mur l'image d'Épinal du médecin d'antan ? Attention à la généralisation ravageuse et réductrice, car incontestablement le corps médical est doué de sens humain, par la nature même de la volonté d'exercer ce métier, mais il est plus ou moins développé chez chacun de ses membres, plus ou moins vivace après des années de pratique professionnelle éprouvantes.

Alors, qu'attendre du médecin dans le cadre du projet qui vous concerne ? Le miracle qui va surgir de la toute dernière invention technique ou médicale, que peut-être vous seul avez trouvée ? Phénomène de mode, difficulté, paresse à se chercher soi-même. Sommes-nous devenus sourds et fermés à nous-mêmes, au point de devoir employer des techniques de plus en plus pointues, voire agressives ?

Une information vous est transmise par le médecin qui se consacre au cours de sa consultation à analyser des phénomènes, des résultats d'investigations physiologiques, biologiques, voire pathologiques, et rend des conclusions, un diagnostic, puis une prescription.

Un dialogue vous permet de vérifier votre niveau de compréhension : « c'est ce qui se passe dans mon corps, dans cette situation, à ce moment. » Pause. Pour accepter, comprendre et être en paix avec soi, il faut du calme, il faut du temps. Prenez ce temps. Favorisez, recherchez le calme et laissez-le s'installer. Puis, vient la phase qui doit vous permettre de traduire les messages contenus dans l'aspect médical mais aussi dans votre propre acceptation. N'hésitez pas à vous faire aider ponctuellement.

Préparez-vous, sereinement, à passer à l'action. Bonne chance.

Continuez votre progression.

Je peux penser, espérer que, dans les prochaines années, à la fois notre ouverture à nous trouver nous-mêmes nous amènera aussi à commencer à envisager de comprendre, de traduire l'acte médical, qui ne se contentera plus d'être un acte extérieur. Accompagné d'un conscient personnel plus développé, nous saurons décrypter l'acte médical et y associer sa proposition de réajustement du corps physique et mental.

> En attendant, dès aujourd'hui commençons par ne pas oublier de remercier ce corps médical pour toutes les étapes médicales qui se passent bien et mènent aussi à des grossesses heureusement conduites !

De la médecine alternative comme force de complément

Est-ce que les cris du corps sont les messages de l'âme ?, d'après le sous-titre du livre de Michel Odoul. C'est une première lecture fort intéressante, soit, mais que je pense compléter, par la réflexion suivante : « Je ne pense pas que l'on puisse rester à une grille de lecture de "l'âme", à travers nos maux. » Cela serait triste, limitant, et nous amènerait à penser notre vie, à concevoir notre existence, en négatif d'après la lecture du *Manuel d'utilisation en cas de panne*. Cela ne nous permettrait pas une compréhension des modes, des mécanismes régissant notre profondeur intérieure. En quelque sorte cela justifierait que nous appliquions à nous-mêmes une méthode Couet, mais dont les *coups et blessures* que nous nous infligerions nous transformeraient en marcheur dans l'ombre, à l'ombre de nos vies. Cela dit, loin de moi la pensée de vendre une rédemption, une vie dans un monde meilleur ici bas. Il faut être réaliste et accepter de voir que nous vivons des tensions, des difficultés, des obstacles que nos routines de vies, nos énergies bloquées, nos modes de pensées, nos pulsions... nous amènent si souvent à revivre dans la réalité de notre quotidien.

Aussi les bons moments, les instants où la vie semble nous sourire et où nous sourions à la vie, sont si subtils, fugitifs et fugaces, que subrepticement ils s'éloignent déjà de nous, sans que nous ayons réussi à les appréhender, juste à les palper. Puis on se remémore les mots du poète, « Faut-il qu'il t'en souvienne, après la joie venait toujours la peine » ; cela en vaut-il la peine ? Oui, à condition de se donner la peine de comprendre, de travailler et de remettre vingt fois notre ouvrage sur le métier. Alors de temps à autre, de façon indescriptible, si souvent imperceptible, on laisse resurgir, rencontrer en nous une joie intérieure, venant de notre profondeur. En quelque sorte, nous trouvons, retrouvons l'intériorité, notre joie intérieure. Il faut l'opposer à une joie extérieure si souvent vide de sens ou nous laissant un ersatz de goût, qui loin de nous rassasier, nous laisse une âpreté. Nous sommes trompés, incités, sans fin et sans faim, à rechercher des joies extérieures et éphémères. Nous nous perdons à nous-mêmes, nous éloignant de nous-mêmes un peu plus à chaque fois. Notre être intérieur devient confus, obscur à nos propres yeux et alors abscons est le chemin à l'essence de notre joie intérieure.

Je pense qu'il faut plaider non coupable et accepter d'accuser les sollicitations des messages publicitaires, déchargeant des doses d'émotions complexes, souvent lascifs, venant nous titiller, voire nous perturber en nous harcelant sans cesse, souvent de façon pernicieuse. On ne nous laisse jamais au repos et on baisse les armes mettant à mal notre seuil de garde, de vigilance, affaiblissant notre système immunitaire de la pensée. Celui-ci est malheureusement déjà souvent faible, par nature, ou peu endurci et ne pouvant que peu endurer un tel acharnement. D'autre part, notre système éducatif ou notre mode de vie nous préparent-ils vraiment à cet affrontement ?

À l'instar des produits à base d'alcool ou du tabac, pour lesquels sont mentionnées par une obligation légale, les préventions « tout abus est dangereux, nuit gravement à la santé », « crée des maladies graves », « pour être en bonne santé, ne fumez pas » sur les produits mêmes ainsi que sur les publicités, je propose que le législateur en fasse de même pour les publicités et pour certains films télévisés (contrairement au cinéma où nous avons le libre choix de payer pour entrer et assister à une séance, les programmes télé nous sont imposés). Serait-il vraiment utile de décrier, de dire tout haut, ce que tout un chacun de nous sait, connaît de ces émissions, séries télévisées, etc. ? Ce type de mises en garde, adaptées au contexte contribuerait peut-être à protéger notre équilibre face à ce harcèlement et nous rappellerait une obligation de discernement dont nous faisons finalement fi assez rapidement, par perte de vigilance ou par épuisement. Ce pourrait être à titre d'exemple : « La publicité affaiblit votre vigilance et vos capacités de réaction. »

Relier corporalité et vie intérieure

L'un des aspects de la médecine alternative est de remettre en connexion « le corps et l'esprit ». Celui-ci n'est pas toujours appliqué dans les préludes et le suivi de la grossesse, ainsi que lors de l'accouchement.

Une femme proche de la trentaine n'était toujours pas enceinte après six ans de mariage, bien qu'elle ait suivi (subi par rapport à elle-même ?) le parcours médical classique. Dès notre première séance, trouvant cette jeune femme très (trop ?) nerveuse, vivant en dehors de son corps, je lui proposai d'associer nos rencontres à un travail sur le corps physique. Bien que cela lui parût très étrange, elle me dit y trouver, hormis une relaxation ou une détente nerveuse, une tranquillité qui s'installait en elle. Le troisième mois, elle était enceinte et accoucha à terme d'un garçon. Sans vouloir présumer des capacités cognitives de cette patiente, j'ai la conviction que la meilleure porte d'accès à la libération de la grossesse était de passer par le corps physique.

Mes méthodes ont évolué avec les années de pratique, allant du « tout par la tête » à la pratique du lien avec le corps par un assistant. Aujourd'hui, je pense, sauf cas contraire ou contre-indication, qu'une séance qui vise à libérer la grossesse doit permettre de travailler à la fois en/par les mots et d'associer la libération physique, l'un influant sur, réagissant avec l'autre.

De mon expérience...

J'ai personnellement suivi des formations sur les techniques de médecines alternatives : le Shiatsu, la réflexologie, les différentes techniques de massage mais aussi de healing, la bio-énergie, l'homéopathie, l'iridologie, l'aromathérapie, la relaxation, l'hypnose, le rebirthing. J'ai parfait mes connaissances en étudiant aussi des techniques telles que la moxibustion, la pause de ventouses, la phytothérapie, la pratique du jeûne et la diététique, etc. J'ai consacré dix ans à apprendre, et je continue à me perfectionner régulièrement dans ces disciplines. Avec les années de pratique professionnelle dans ma spécialité, j'ai « taillé » sur mesure ma propre technique. Avec mes assistants, il y a plus de douze ans, j'ai testé comment, par exemple, le massage ou la relaxation apportaient un meilleur résultat, plus rapide et plus probant, dans le suivi de femmes en attente de grossesse. Unanimement celles-ci me faisaient remarquer qu'elles se sentaient mieux dans leur « peau », mieux dans leur corps. Je n'ai pas réalisé de suivi de statistiques, me contentant de relever dans mes dossiers des notes sur chacune des séances, constatant les progressions, les difficultés rencontrées..., affinant la technique avec les années, mais je peux affirmer que, sur les milliers de personnes suivies, incontestablement les pratiques de médecines alternatives, associées à la verbalisation, spécifique à chacun suivant son contexte et sa problématique, ont optimisé les résultats.

Que ces pratiques apportent un confort, un bien-être est un fait incontestable, d'ailleurs reconnu de façon unanime, au moins par ceux qui les pratiquent. Les nombreuses publications sur l'ensemble de ces techniques, la vulgarisation, l'information dans les médias et les nombreuses initiatives privées, ainsi que les salons de médecines douces qui fleurissent, le tout relayé par la presse et la publicité, en attestent, au-delà de toute autre considération, phénomène de société, de mode, etc.

Ce qui me semble plus intéressant, de surcroît, est que ces pratiques de médecine alternative participent à une amélioration de l'état général.

Une femme était tombée enceinte après son mariage et eut une fille. Huit années plus tard, la deuxième grossesse ne venait pas. L'activité de cette femme dans la fonction publique était prenante, génératrice de stress. Ces conditions de travail difficiles avaient certainement contribué à lui faire prendre du poids. Elle suivit avec mon assistante une série de dix séances de réflexologie plantaire, et je mis en place un suivi de son alimentation, tandis que je l'accompagnais à verbaliser son projet de grossesse. En l'espace de cinq mois, elle maigrit de quinze kilos et le sixième mois elle fut enceinte de son deuxième enfant, un garçon.

C'est un cas, représentatif de bien d'autres, qui est marquant par le fait d'avoir permis à cette femme, en quelque sorte, de préparer son corps à recevoir la grossesse, nonobstant des tas d'autres considérations qui restent (resteront ?) personnelles, connues ou pas de la patiente.

... à l'expérimentation personnelle

D'ailleurs, j'ai aussi constaté qu'il y avait de « grandes chances » pour que ces femmes qui apprennent dans la période de prégrossesse à ressentir leur corps, conservent ces changements d'approche par la suite (pour leur mari ou compagnon aussi). J'ai vu des femmes, des couples prendre de nouvelles habitudes alimentaires plus saines, envisager de se soigner en étant plus critiques par rapport à eux-mêmes dans leur utilisation des services de la médecine, cherchant davantage l'interactivité, souhaitant participer activement à leur traitement/guérison. J'ai aussi observé des couples, ayant déjà un ou plusieurs enfants, repensant leur approche, leur compréhension, sur les soins qu'on leur prodiguait à eux et leurs enfants. Ils étaient par exemple plus vigilants et réticents à l'utilisation systématique d'antibiotiques. Ils développaient la capacité de réaction physique du corps, mangeant plus sainement, pratiquant plus régulièrement une activité physique et cherchant à donner un sens à leur démarche.

Une jeune femme, médecin, venait de passer les trois premières années à élever son aînée. Celle-ci était une enfant allergique aux produits laitiers, développant des bronchites asthmatiformes. Après avoir mis à l'épreuve, « épuisé » sa médecine, elle entreprit une psychothérapie et vint me consulter en parallèle pour une grossesse qui, sans « raisons apparentes », ne se déclenchait pas. La particularité de « son chemin », sa recherche, pour se trouver est que dans ses pérégrinations, je lui avais conseillé de suivre un stage de massage destiné aux mères pour apprendre à masser, à entrer en contact avec leurs jeunes enfants : dans le mille ! Difficile de pointer précisément du doigt ce qui a agi, mais le résultat fut probant : l'allergie aux produits laitiers cessa et l'enfant put en consommer normalement ; les bronchites, elles aussi, disparurent ! De plus, cette jeune femme médecin apporta des changements dans sa pratique professionnelle. Après avoir fait de nombreux autres stages, elle inclut la thérapie de contact, le massage, la réflexologie dans son travail quotidien. Exemple particulièrement flagrant de son enthousiasme face à cette nouvelle approche du corps : elle enseigne aux femmes à appréhender leur métier de mère différemment. Aujourd'hui, elle est mère de quatre enfants.

L'exemple s'est aussi démultiplié avec des « nouvelles » mères, des couples qui ont appris, chacun suivant son attirance, des techniques de massage, de relaxation, etc., à pratiquer pour soi-même, en couple, pour leurs enfants, et même dépassant le cadre de la famille, pour le collègue de bureau ou le voisin.

Entrez en conversation avec votre corps !

Un des premiers avantages de la médecine alternative est de se mettre à l'écoute de son corps, ce qui est bien utile, obligatoire à mon avis, dans la vie en général, mais aussi en particulier dans cette étape que la grossesse représente, car la mère va proposer son propre corps comme intermédiaire, lieu d'accueil pour faire venir son enfant dans ce monde.

Il y a tout intérêt à ce que cette « location » se passe sans conflit, mais aussi, et pourquoi pas, puisse être une expérience riche pour l'un comme pour l'autre. Ce peut être l'objet du premier apprentissage pour l'enfant qui est en train de se former. Il peut être facilement admissible que la façon dont la mère va se prêter à cette relation, où son propre corps devient l'intermédiaire à la création d'un autre être, pourra influer très profondément sur la façon dont ce dernier va appréhender sa limitation dans l'incarnation de son propre corps.

Les chamboulements en profondeur que le corps de la femme va subir pendant sa grossesse sont connus et clairement expliqués dans les différents livres consacrés à la maternité. Nonobstant ces faits biologiques, chaque femme se trouvera confrontée à son vécu personnel. Elle va libérer des réactions qui lui seront plus ou moins difficiles à décrypter, à analyser ou à comprendre. Elle sera plus ou moins « coupée » de son propre corps. Sans pour autant être en contradiction avec ce qui est écrit dans les livres, l'analyse de son propre corps, l'échange avec lui, sa compréhension qu'elle s'approprie personnellement seront certainement les éléments les plus essentiels.

J'ai suivi une jeune femme dans l'incompréhension du non-déclenchement d'une deuxième grossesse. Lorsque je lui posai la question de savoir comment elle avait vécu sa première grossesse, elle montra un réel étonnement à ma question. Elle réagit comme si c'était la première fois que l'on s'intéressait à ce qu'elle avait vécu, ressenti pendant sa première grossesse. Ma question libéra, chez elle, des émotions enfouies : de la colère encore bien active, un sentiment d'incompréhension face aux événements qu'elle vécut et bien évidemment une inquiétude, une angoisse qui la paralysait à l'idée de devoir revivre, « repasser par un pareil calvaire », selon ses propres mots. Il est particulièrement difficile d'évaluer l'exactitude des faits rapportés, la sensibilité de chacune et de chacun étant relative. La part de sensiblerie, le seuil de souffrance supportable, la part d'angoisse projetée, etc., sont propres à chaque individu. Une chose était sûre, c'était bien en ces termes que cette patiente s'exprima : c'était son vécu, relatif à elle-même. Je proposai à cette patiente de revivre sa grossesse, pour se libérer, en utilisant la technique du rêve accompagné. Elle en ressentit une libération profonde, ce qui la rendit plus sereine, et après quelques séances de thérapie par le contact corporel, elle fut enceinte.

L'haptonomie, développée par Frans Veldman et largement divulguée par Françoise Dolto, se faisant le chantre de cette méthode, a largement contribué à faire connaître le contact pouvant s'établir entre la femme enceinte et l'enfant qu'elle porte, mais aussi la place que peut prendre le père par le toucher et la voix. Les bienfaits ressentis sont aujourd'hui bien connus d'un large public.

Mais c'est incontestablement dans les dernières semaines de la grossesse, le poids et la fatigue aidant, le tout accompagné des inquiétudes bien normales à l'approche de la date fatidique de l'accouchement, que le corps va se rappeler aux bons souvenirs de la femme. Sans conteste et en dehors du contexte de la malédiction biblique faite par Dieu à Ève pour toutes les générations de femmes à venir sur les affres de l'accouchement dans la douleur, il n'en demeure pas moins vrai que le corps de la femme va être mis à dure épreuve. Là encore un « bon contact » entre la femme et son corps est et sera un atout, un gage supplémentaire pour bien vivre cet événement. Et plus : pourquoi pas ? (Ceci restant à définir).

Une mère de sept enfants, qui avait de ce fait-là même déjà accouché sept fois, est venue pour faire la préparation à l'accouchement que je pratique, visant à vivre calmement, mais de façon participative, active, les événements dans le processus de l'accouchement, qui peut générer par essence même, si souvent, des surprises inattendues. Il lui fallut se libérer de tous ses accouchements passés où « elle ne fut pas présente », abdiquant son rôle et faisant délégation de pouvoir au médecin accoucheur qui aurait dû la mettre en pole position ! Cette femme vécut un accouchement qui, selon ses mots, lui fit éprouver une véritable jouissance.

J'aurais pu citer l'exemple parmi tant d'autres de la sage-femme qui vint en consultation pour connaître ma méthode de préparation à l'accouchement, tant l'équipe médicale fut surprise de voir *in situ* le comportement, la réaction de la parturiente.

Récits des malheurs des uns et du bonheur des autres

Un des points que j'ai toujours gardé en ligne de conduite dans mon travail est de mettre tous les moyens appropriés en œuvre dans telle situation (ce que d'aucuns traduiraient par « avoir une obligation de moyens ») et non pas l'obligation d'arriver à un résultat, même si libérer la grossesse reste la préoccupation omniprésente.

« Ce n'est pas obligé que cela marche ! »

Difficile acceptation, angoissante aussi. Une fois énoncé, sans emphase superfétatoire, ce postulat « ce n'est pas obligé que cela marche ! », c'est-à-dire, pour que vous me compreniez sans équivoque, « il n'y a rien qui puisse obliger que vous soyez enceinte ! », maintenant nous pouvons progresser et commencer à entendre ce qu'il faut faire pour entamer les démarches vers la réussite.

À l'instar de tous les couples qui viennent me voir en consultation et qui passent obligatoirement par la confrontation à l'angoissante question : « cela va-t-il marcher ? », un couple, dont la femme et l'homme étaient âgés de trente-trois ans, dut lui aussi affronter cette étape. Ce couple est arrivé dans un état psychologique fragilisé et insécurisé par plusieurs longues années d'espoirs déçus, s'étant laissés happer dans une spirale de traitements médicaux, vécue comme « infernale ». Les deux s'étaient sentis maltraités personnellement, intérieurement. C'était un fait. Après les questions préliminaires, j'ai posé la question suivante au couple, qui resta bouche bée, comme éberlué, hébété, par celle-ci : « comment arrivez-vous à penser que vous pouvez m'imposer votre réussite d'être enceinte ? » Après être passé par toutes les couleurs de l'arc-en-ciel et tous les états d'âme, le mari prit l'initiative de s'exprimer, en évoquant pêle-mêle, les témoignages de réussite de mes autres patients, mon obligation professionnelle, l'argent payé pour la consultation... mais, aussi, leur propre obligation de réussite à laquelle ils s'obligeaient. Je leur posai alors la question :

« un enfant, pour faire plaisir à sa mère, n'est-il pas prêt à faire l'impossible, sans que pour autant la mère fasse vivre à son enfant une vie impossible ? »
Manifestement le couple s'est retrouvé confronté à la place occupée par le mari et à la confiance dont il gratifiait son épouse, ou pas. En effet suivant mon principe que la « chose » ou son inverse proviennent d'une même origine et se résolvent aussi de façon identique, alors je posai la question en me retournant vers le mari, étant plus réactif, « révolté » que son épouse. Est-ce que chez le mari, ce paramètre, cette donnée, « la confiance » était à l'état embryonnaire, peu développée ou ayant été infirmée par les contingences de sa propre vie ? Est-ce que la femme devait canaliser, structurer, pour exprimer, puis libérer la confiance, qui était effervescente à l'intérieur d'elle, mais encore prisonnière, évanescente ?

Ce couple s'étant projeté dans une obligation de réussite par l'affrontement, par la colère, par opposition à une démarche faite dans la tranquillité et pourquoi pas dans la joie, j'avais rappelé à leur bon souvenir, comme à bon nombre de couples, la maxime populaire qui dit : « À l'impossible nul n'est tenu. » Mais en parallèle, je laisse aussi entendre que le mari et la femme se doivent, chacun pour soi et l'un envers l'autre, mais ensemble, s'en tenir à faire l'impossible ! Ils le doivent dans la mesure de « leur » possible à ce moment-là, en remarquant que se demander l'impossible est impossible à vivre, mais que faire l'impossible, de façon sereine, en gardant de la distance et une certaine dose d'humour face à la situation est déjà libérateur d'une évolution positive : faire un pas de plus pour arriver à sa cible.

La nature humaine est difficile à cerner et peut réserver quelques surprises, pas toujours où on les attend !

J'ai reçu une femme, proche de la quarantaine, qui venait en consultation, ayant entendu par d'anciennes patientes

que, bien que je ne sois pas nutritionniste, je portais une attention particulière à l'alimentation des femmes qui venaient consulter. C'est un fait qui a pour conséquence que faisant plus attention à elles-mêmes, elles prennent moins de surpoids, autant inutile que disgracieux, et dont il est difficile de se séparer après l'accouchement. Dans les premières minutes de notre entretien, elle m'apprit qu'elle était mère de onze enfants. Bravo !
Je lui conseillai de noter simplement son alimentation sur papier libre et lui dit que, si elle le souhaitait, nous pouvions, si elle envisageait une nouvelle grossesse, suivre aussi son alimentation. Je lui expliquai globalement les grandes règles que je fixais en matière d'alimentation. Puis, je n'entendis plus parler de cette patiente, jusqu'au jour où trois années plus tard, mon assistante me fit part de sa demande de rendez-vous. Je lui répondis de vive voix au téléphone, lui demandant de ses nouvelles. À ma « plus que grande surprise », elle m'annonça qu'elle venait d'accoucher de son treizième enfant et que les règles générales d'alimentation qu'elle avait suivies, suite à notre rencontre, l'avaient aidée et qu'elle souhaitait alors venir en consultation plus sérieusement !
Comme quoi la notion de bonheur des uns ou des malheurs des autres est tout à fait relative et de surcroît, même si indirectement, inconsciemment ou sciemment c'est la grossesse que cette patiente recherchait, l'obligation de moyens qu'elle induisait était, contre toute attente, le contrôle de son poids.

Je me souviens avoir explosé de rire et ce, de bon cœur, trouvant cette situation si comique ! Pour moi qui suis plutôt quelqu'un de circonstancié, ma réaction fut surprenante. Je dois avouer que la situation évoquée par cette patiente sortait tellement des règles habituelles, que je ne pus m'empêcher de libérer cette réaction. Cette patiente semblait ne faire que peu de cas de ces deux grossesses supplémentaires et était beaucoup plus préoccupée par quelques kilos supplémentaires qu'elle ne souhaitait pas voir s'installer !

Maintenant vous pouvez admettre avec moi que chaque couple, chaque femme va mettre en œuvre ses moyens pour obtenir une grossesse – même si comme dans l'exemple ci-dessus, il s'agit de deux grossesses de plus ! À sa façon qui lui est personnelle, le couple ou la femme se donnera les repères « pour faire que cela marche », se bloque temporairement, définitivement ou se libère plus ou moins spontanément.

Jusqu'où aller trop loin ?

Je n'ai pas de réponse toute faite. Heureusement, me semble-t-il.

J'ai suivi un couple, marié sur le tard. Il s'agissait d'un deuxième mariage pour le mari, qui de son précédent mariage avait deux garçons. Leur couple fonctionnait bien et l'épouse avait fait de sa propre initiative un long travail d'analyse, de thérapie. Lorsqu'elle vint en consultation, nous avons convenu que je travaillerais uniquement pour solliciter une réaction du corps physique. Dont acte. Rapidement, après les premières séances, se sentant plus calme, « mieux dans sa peau », plus tranquille « dans sa tête », elle décida de faire une pause, d'interrompre notre travail.
Le couple décida d'adopter un enfant. Cela se fit très rapidement, ayant déjà entrepris les démarches deux années auparavant. Ils reçurent un nouveau-né, un enfant âgé d'un mois, qui avait été retiré, par proposition de l'assistance publique conjointement à la demande de la mère naturelle, une post-adolescente en difficulté.

Que souhaitaient-ils se dire par cette adaptation particulière qu'ils firent de leur projet d'enfant ? Pensaient-ils qu'adopter libèrerait une grossesse pour eux, comme « il se raconte » ? Avaient-ils tout simplement besoin de dire stop ?

Il n'y a pas de réponse toute faite, mais je crois qu'une décision d'arrêter la sollicitation extérieure de libération de la grossesse peut passer par une pause plus ou moins fréquentes et longues. Temps de repli sur soi, salutaire décompensation, qui doit permettre de conclure les étapes qui viennent de se passer, seule, en couple ou accompagné(s) d'un professionnel de l'écoute. Et, si le temps ne « presse » pas trop, avec les contingences d'âge, de délais ou de proposition des services d'adoption, je crois qu'il est préférable de boucler une étape, avant de passer à « autre chose ». C'est mon avis.

Le hasard et la réussite

Pourquoi y aurait-il des enfants qui ne pourraient naître, « n'être ? » qu'après une période d'introspection du couple sur lui-même et/ou supporté par une assistance médicale ? Tandis que d'autres naissent sans ces préliminaires, sans ces propédeutiques.

Au risque de vous décevoir, cher ami lecteur, je n'ai pas trouvé à ce jour de réponse satisfaisant à mes exigences de perfection, mais voici quelques pistes, que je vous propose de partager « à la bonne franquette » avec moi.

J'ai déjà évoqué les bienfaits de la médecine alternative, que j'ai moi-même constatés sur mes patientes. Je crois pouvoir séparer deux classes de traitements que je fais ; à savoir d'une part lorsque j'agis uniquement sur le corps physique en souhaitant une réaction en chaîne, se répercutant sur les corps psychiques, et d'autre part lorsque j'agis sur la conscience dans le cas de patientes pour lesquelles il ne peut y avoir de participation, de compréhension ou même de possibilités psychiques, intellectuelles, voire religieuses – ce qui se produit avec le retour des orthopraxies religieuses. Alors je fais le constat. Il m'arrive de comprendre que certaines femmes, couples, ne sont ni prêts, ni réceptifs, ni volontaires, pour s'engager dans une démarche de verbalisation et de libération de la conscience. Et, comme je l'ai déjà écrit plus haut, j'ai constaté qu'une action, même médicale, à condition qu'elle soit plutôt plus que moins libérée conjointement/parallèlement sur le plan de la conscience, peut être suffisante dans certains cas. En revanche pour d'autres, il faut avoir recours à une verbalisation pour libérer la grossesse, même s'il m'arrive de pratiquer aussi ou de faire pratiquer en accompagnement une thérapie manuelle.

Lorsque cette jeune femme de vingt-six ans vint consulter, elle manifestait une aménorrhée, très certainement d'origine psychologique, et que divers traitements n'avaient jamais réussi à « régler » définitivement. Elle était dernière d'une famille de six enfants, dont la mère avait traversé la Shoah. Celle-ci avait été sauvée in extremis *avec une cousine du même âge par une famille de commerçants qui les avait protégées, puis élevées avec leurs autres enfants, y compris après la guerre. Puis elles apprirent l'indicible nouvelle : elles étaient les deux seules survivantes de leurs familles mortes en déportation. Cette femme grandit, se maria avec un homme ayant les mêmes origines religieuses, mais issu d'une famille d'Afrique du Nord, et qui n'avait que peu été marqué par les lois antisémites ; cherchait-elle à oublier ou à se retrouver d'autres origines ? Une autre famille, entière et très présente ? Les frères et sœurs de cette jeune patiente étaient tous mariés, avaient des enfants. Alors que la mère, sans avoir caché l'épouvantable histoire qu'elle avait vécue enfant, n'était pas restée obnubilée (semblait-il), pourquoi fallait-il, contre toute attente, que cette jeune femme y soit si sensible ? Je me souviens que, dès le premier jour du travail en thérapie manuelle, elle se leva pour aller aux toilettes, elle avait ses règles. Puis la grossesse suivit.*

Y aurait-il des grossesses qui nécessiteraient une libération à un plus haut niveau d'intervention pour qu'elles se libèrent ? Oui, je le crois, pour l'avoir constaté. Il y a des grossesses qui ne se libèrent que par une intervention, une action, à un haut niveau, par une « ouverture » libératrice dans la conscience.

Mais je dirais aussi qu'il devrait y avoir un accompagnement, une éducation, une écoute positive, active pour les femmes et les couples qui souhaitent procréer. Ils seraient préparés à comprendre les implications de la grossesse qu'ils souhaitent déclencher, dans leur personnalité, dans leur couple, dans ce qui fait leur spécificité. Je suis intimement persuadé qu'il y aurait beaucoup moins de recours à l'assistance d'une médecine lourde. Encore une fois, celle-ci se limite dans son champ d'investigation au corps physique, bien qu'agissant ou faisant réagir l'individu sur d'autres sphères.

Heureusement qu'il y a plus de chances d'être enceinte, que de gagner par hasard au loto !

Nonobstant ce fait, j'ai deux conseils à donner aux couples en attente de la venue d'une grossesse, qui se terminera, et nous sommes tous là pour le souhaiter sincèrement, chaleureusement, vivement, à terme par la naissance d'un enfant en bonne santé. Le premier est d'accepter qu'ils doivent forcer le « non-hasard », en s'obligeant eux-mêmes, en s'investissant personnellement, intérieurement, se laissant transformer de façon malléable, bon gré mal gré, tout en se respectant (pas de violence inutile !). Cela signifie qu'ils doivent s'accorder le temps qui leur est nécessaire pour appréhender, s'approprier les détours que la vie « leur impose », tout en restant, c'est le deuxième conseil, dans cette attente positive que la vie, l'avenir, leur réserve : la grossesse.

Il reste à ne pas oublier, qu'au-delà de cela, en amont de cette pensée, il y a « le grand architecte de l'Univers ». Chacun est libre, suivant sa propre organisation, compréhension du monde, d'y placer « qui » il voudra. Celui-ci peut accepter de libérer ou non cette grossesse, pour des raisons qui demeureront étrangères, incompréhensibles, sur le moment mais que je vous le souhaite, vous comprendrez sincèrement, profondément, mais ultérieurement. À cette compréhension-là, à ce prix-là, il n'y a plus de hasard, mais une « nécessité » : « Je nais de cette vision, qui n'est plus cécité. Je renvoie les autres, limités aux contingences de ce monde, à leur non-voyance, incompréhension ! »

Sans oublier que le hasard peut avoir certaines vicissitudes.

Un couple qui est venu en consultation après cinq années de déboires prit, après notre première séance, l'initiative de mettre à profit les grandes vacances d'été pour entreprendre de voyager au Guatemala et suivre une filière d'adoption « parallèle ». L'histoire prit plus de temps que prévu, et l'épouse resta sur place quatre mois pour régler administrativement, légalement l'adoption, tandis que le mari faisait des allers et retours entre ce pays et la France. De retour en France avec un jeune enfant de dix-huit mois, elle portait un autre enfant, le sien : enceinte de quelques semaines, elle accoucha aussi d'un garçon. Le couple n'avait pas souhaité « faire de commentaires ».

Chapitre V

Libérer une grossesse

Une grossesse qui se faisait attendre se libère, selon mon expérience, grâce à trois raisons. Il faut :

- « Une tête bien faite... » que la femme, le couple se soient trouvés dans leur propre compréhension « psychologique ». Il faut que, tant bien que mal, l'homme et la femme aient réussi l'un et l'autre, de préférence ensemble aussi, (bien que j'aie constaté à de nombreuses reprises que ce n'est pas une condition *sine qua non), à « être » dans une dynamique de vie (la leur). Il faut que le couple en attente ait « classé » sa relation aux parents respectifs : accepter d'être acteur, participant actif à sa* propre vie.
- « ... dans un corps sain(t ?) » que les différents examens médicaux aient été pratiqués, et s'ils ont mis en évidence des défaillances, qu'elles soient circonscrites, et que le mode de traitement révèle son efficacité. Il faut que l'accompagnement de médecine alternative que je pratique permette à la femme, mais aussi au couple, d'être réceptifs pour vivre tranquillement tous les aléas, embûches, interrogations qui peuvent se mettre sur le chemin de leur projet de grossesse : messages à décoder, accepter de comprendre/entendre ce qui se passe.
- Qu'accessoirement, comme je le décrirai, dans la troisième partie de ce livre, qu'il y ait un projet d'éducation

pour cet enfant à venir ; comme je l'expliquerai, un « trop » vague projet d'éducation s'est révélé dans des cas que j'ai suivis comme une raison suffisante pour bloquer la grossesse. Alors la formulation d'un projet éducatif dans ces cas fut l'élément libérateur de la grossesse. Même si cela ne fut un élément déclencheur de la grossesse que pour certains cas très spécifiques, je pense que par principe il faut avoir un projet d'éducation pour l'enfant que l'on souhaite faire venir au monde – sans engagement ou projection excessifs, ultérieurement vous aurez le temps de voir venir... ce qui se proposera, se passera et la vie viendra, se chargera de vous titiller pour vous faire réagir.

Je considère que chacun a sa part de « folie », d'incohérence, de problématique de santé physique, de flou artistique en matière de projection dans l'avenir plus ou moins marqué. De plus, il ne m'appartient pas de l'évaluer, ni d'en juger. Mais je veux simplement mettre en évidence l'importance de percevoir l'intérêt d'un équilibre plutôt stable. Il faut proscrire l'exubérance, l'exacerbation d'une de ces trois problématiques. Si tel n'est pas le cas, il faut y remédier suffisamment durablement pour permettre, pour le moins, le déclenchement de la grossesse, en veillant à ce que ces paramètres fassent bon ménage ensemble. Dans un équilibre instable en mouvement de vie, mais toujours sous contrôle du couple.

Apprendre de l'expérience

Maintenant, au-delà de ces trois grandes préoccupations que vivent les couples que je reçois, ce sont les histoires individuelles qu'il faut essayer de décrypter. Comme je le dis très souvent, c'est ce qui fait que l'accompagnement que je pratique est toujours captivant. En effet, bien qu'il y ait un tronc commun à tous les couples, il y a souvent, en plus, un élément alchimique, unique à chaque histoire de couple, qu'il faut savoir lire, à ce moment-là, afin de libérer la grossesse : chez ce couple-là, à ce moment précis de leur histoire.

Cette histoire est celle d'une femme active et dynamique de trente-cinq ans et de son mari. Après avoir eu une première fille, ils laissèrent passer quelques années, consacrées à l'éducation de leur enfant, mais aussi à vivre et à travailler : la vie. Elle fit deux interruptions volontaires de grossesse, car le couple ne souhaitait pas, à ces moments-là, un autre enfant. Au moment où ils sont venus me voir en consultation, ils essayaient depuis un an d'avoir un autre enfant. Ils avaient fait les examens médicaux de circonstance. Six mois auparavant, elle avait fait un début de grossesse qui s'arrêta à douze semaines. Cela arrive fréquemment. Et après cet événement, plus rien, l'attente. Après avoir formulé quelques éléments de l'histoire du couple, je pratiquai, sur l'épouse, une séance de massage en profondeur : c'est un massage très intense et spécialement conçu pour la femme, dans les premiers jours de ses règles, en vue d'aider à libérer la grossesse. À la fin du massage, elle s'endormit profondément, et lorsqu'elle se réveilla, elle me raconta toute émue que, pendant le massage, elle avait ressenti la tête de l'enfant s'engager comme lors de l'accouchement. Elle dit avoir été si surprise, qu'elle préféra décider de s'endormir encore plus profondément et ne pas poursuivre la scène.
Le mois suivant, elle était enceinte.

Cette femme, dans la spécificité de sa situation, « devait » libérer, devait se libérer « ainsi »; comment cela a-t-il fonctionné exactement ? Ce serait plus que scabreux de partir en supputations, alors il faut admettre que dans les méandres des structures de son inconscient se sont réorganisés des mécanismes qui furent libérateurs de grossesse. Y a-t-il besoin de trouver une explication rationnelle ? Si l'on accepte que chaque grossesse se libère par un processus qui lui est propre, alors il n'est peut-être pas utile de devoir assouvir les besoins rationnels de nos conscients en sachant que, dans chaque situation, ayant aussi appris de ce cas particulier, je pourrais, je devrais être prêt à apprendre d'une nouvelle situation : différente, plus simple ou complexe.

Il resterait peut-être une autre angoisse, celle de devoir être assuré de reproduire la même opération, pratique, à l'identique sur un autre cas : cela est autant inutile qu'inefficace.

En exagérant à peine, je dirais que chaque jeune femme, chaque couple devraient s'arrêter, faire un « arrêt sur image », sur eux-mêmes, sur leur couple, sur leur projet de grossesse et ses répercussions, ses obligations, etc. Il est admis de façon unanime qu'un étudiant devant passer des examens doive bachoter, qu'un sportif s'entraîne de longs mois durant, sous l'œil assidu et expérimenté de son directeur sportif. Il me semble que la venue d'un enfant peut se révéler tellement lourde de responsabilités, qu'on devrait passer, non pas par un examen qui délivrerait un « permis de grossesse », mais par une démarche volontaire de la femme, du couple. Bien évidemment, il y a un « certain savoir » qui se transmet de mère en fille, de familles en familles, que l'éducation, mais aussi les collègues de travail, la société, les médias diffusent, mais est-ce bien suffisant ? Est-ce suffisamment objectif et directement exploitable par tout un chacun, et dans chaque cas spécifique, par essence ? Certainement pas, j'en fais le constat quotidiennement.

C'est, en quelque sorte le rôle que « je joue », en écoutant, en aidant les couples en mal d'enfant. J'ai acquis, et je m'en rends particulièrement compte par la spécificité des trois consultations que je pratique à travers le monde, des connaissances sur des différences socioculturelles, avec les particularités inhérentes à chaque pays, ville. Je suis comme une mémoire enregistrant, synthétisant l'histoire de ces couples qui consultent, et que je retransmets, re-adapte à chacun.

« Elle a fait un bébé toute seule ! »

D'après le titre de la chanson de Jean-Jacques Goldman, qui nous chante *Elle a fait un bébé toute seule* ! Je laisse de côté les cas de femmes qui souhaitent de façon plus ou moins avouée, plus ou moins explicite un rapport sexuel fécondant avec un homme uniquement pour être enceinte, et excluant toute volonté de lui laisser prendre sa place de père, le réduisant à un géniteur (ne mène-t-on pas la jument à l'étalon !). Mais là n'est pas mon propos, ayant adopté pour principe clair que je ne participerai pas à cette pratique-là. Loin de moi l'idée de leur jeter l'opprobre, « ni le bébé avec l'eau du bain ! » ni de les juger, mais n'ayant pas réfléchi ou participé à des groupes sur le sujet... « Dans le doute, abstiens-toi » dit la maxime populaire.

Je pense davantage à des cas plus fréquents de couples qui consultent pour la venue d'un enfant, ou d'un autre enfant, alors qu'ils ne semblent pas/plus former un couple uni (sans être pour autant désunis). C'est quoi un couple uni ? Quels sont les critères ? Les méthodes d'analyses ? Je ne répondrai pas à ces questions car cela nécessiterait des années d'études spécifiques sur le sujet, et ce n'est pas mon but, mais néanmoins je dirais qu'il existe des indicateurs de « solitude » dans le couple, alors même que celui-ci envisage la grossesse.

Un couple qui avait déjà une fille, et dont l'homme et la femme avaient passé les trente-cinq ans, envisageait la venue d'un autre enfant. Rapidement, je tentai de leur faire entendre que certaines dissonances m'apparaissaient. Leur volonté de vouloir un autre enfant était certainement sincère pour l'un comme pour l'autre mais elle était vécue séparément. D'autre part, la réalité d'unité de couple semblait s'effilocher. À ma grande surprise et contre toute attente, ils en convinrent très simplement. Après des années de vie commune, l'enchantement du « prince charmant » ou de « la princesse » avait totalement disparu, chez l'un et l'autre.

Alors de façon très pragmatique, ils racontèrent qu'ils s'entendaient sans histoires et paraissaient convaincus qu'ils ne trouveraient pas mieux en allant chercher ailleurs. Ils me laissèrent entendre que l'un et l'autre avaient fait des expériences extraconjugales. Ils m'expliquèrent qu'ils avaient acheté leur appartement, avec le fruit de leurs années de travail et... toutes les bonnes raisons y étaient pour qu'ils restent ensemble... Alors tant qu'à faire, autant avoir ensemble un deuxième enfant !
Je m'adressai volontairement à la femme directement en lui faisant remarquer que si tel était son choix, en venant me consulter, sa décision était de « faire un bébé toute seule ».
Elle eut cette repartie du « tac au tac » : « Si c'est un garçon, mon mari me restera attaché ! »
Je ne ferai pas de commentaire, puisqu'il s'agit de l'histoire qui appartient à ce couple, néanmoins je lui fis remarquer qu'il devait y avoir aussi d'autres possibilités pour elle d'exister et d'être une force de proposition agissante pour solliciter une construction, une réaction du couple.
Cette patiente m'informa de son début de grossesse et me sollicita pour que je l'accompagne en faisant avec elle la préparation à son accouchement. Elle accoucha d'un garçon.

Des histoires « miraculeuses » ?

Oui, il y a des « histoires » qui tiennent du « coup de chance »..., lorsqu'elles sont accompagnées d'un doigt d'humour et de sérieux professionnel, mais pas du miracle !

J'ai été appelé à rencontrer une femme proche de ses quarante ans, qui fut mariée deux fois par le passé, et qui, après neuf années de son troisième mariage était effondrée, ne croyant plus qu'à un « miracle » pour qu'elle puisse être

enceinte. Une amie médecin, chef de clinique en gynécologie, m'avait parlé du cas de cette femme, qui avait suivi toutes les voies de la médecine et pour laquelle il n'y avait aucune raison de ne pas tomber enceinte. Après avoir sollicité mon assentiment, il s'est révélé que, pour des raisons familiales particulières, cette femme ne voulait pas se rendre à ma consultation, et j'acceptai de faire, suite à la demande de discrétion de la famille, une séance de travail à l'hôpital.
Une fois à l'hôpital, nous avons commencé notre séance dans une pièce ne laissant que peu de place à la tranquillité. Sans même parler d'intimité, la discrétion nécessaire à un entretien qui devait se baser sur une confiance mutuelle n'était pas possible car nous étions plus ou moins épiés par les personnes en présence. Je décidai donc de pratiquer uniquement une séance de relaxation profonde.
À son réveil, lui demandant de raconter ce qui s'était passé pendant son « sommeil », elle me dit avec surprise, avoir été en « présence » de son père, qui « était là », se « penchant » sur elle, la « sécurisant », et lui « distillant » des mots de réconfort et lui exprimant son affection. Elle me dit en avoir été si surprise, non pas qu'elle doutait de son amour paternel, mais... Elle ne finit pas sa phrase ne sachant pas quoi exprimer. Je lui proposai de continuer sa phrase, en ajoutant : « Votre mère doit, aussi, avoir les mêmes sentiments pour vous. »
Le mois suivant, elle était enceinte le plus naturellement du monde, et elle accoucha à terme d'une fille, tant attendue, et en parfaite santé.

Au risque de vous décevoir, je ne penche pas pour la version du miracle ! Je crois tout simplement que selon les coordonnées de temps, de rencontre, de situation, le travail que j'ai fait avec cette femme était la « chose juste » à vivre, au moment opportun. D'autre part, elle était prête à se libérer « d'elle-même » et elle a accepté de prendre la main de passeur que je lui ai généreusement tendue, pour se permettre de passer à l'étape qu'elle souhaitait tant, dans sa vie : être enceinte, et apporter au monde cet enfant.

Circulez, y' a rien à voir !

Alors n'attendez pas de gagner le gros lot ou « d'attraper le ballon » comme l'a si joliment dit Marcel Pagnol, dans *Le Château de ma mère* : mettez-vous au travail et créez votre miracle !

Chaque histoire, chaque enfant est un miracle à partir du moment où les parents se sont investis corps et âme, et ont remonté à contre-courant leurs tensions, leurs blocages pour libérer la venue de l'enfant tant attendu. Le miracle, c'est votre histoire.

Je me souviens d'une femme en consultation à New York, de vingt-neuf ans et qui avait deux garçons de sept et cinq ans. Elle s'était épanouie en s'investissant pleinement dans son rôle de mère, se dévouant à la tenue de sa maisonnée pour qu'il y règne une ambiance familiale chaleureuse. Elle en avait fait de même dans son couple, dans son rôle d'épouse, en se consacrant à créer une relation sincère et vivante avec son mari, mais aussi en ayant pris le temps de faire une thérapie, pour elle : tout simplement. Elle venait, à sa grande satisfaction de retrouver un travail d'assistante sociale, pour quelques heures par semaine, ce qui la comblait. Lorsqu'elle vint consulter, exprimant un désir de troisième enfant qui ne venait pas, je lui proposai de pratiquer trois séances de relaxation profonde pour laisser remonter ce qu'elle souhaitait libérer, se dire. Je me souviendrai toujours de son sourire sincère, de la lumière illuminant son visage, et à la fois de son émotion à peine contenue, lorsqu'elle sortit de relaxation. Puis, subitement, elle se mit à

pleurer à chaudes larmes se souvenant tout d'un coup avoir ressenti, pendant la séance, la chaleur de la tête d'un enfant posée sur son ventre, quelque peu surprise, avoir croisé son regard, celui de l'enfant : elle l'appela Rose, puis s'assoupit profondément à nouveau. Une nouvelle vague de larmes l'emportant de plus belle, elle dit : « Rose était le prénom de ma grand-mère maternelle, décédée lorsque j'étais adolescente. »
Nous avons alors convenu de laisser passer du temps « sur cette séance ». Le mois suivant, elle était enceinte. Neuf mois après, « comme un habit neuf » naissait sa fille, et ils l'appelèrent Rose.

C'est une histoire d'enfant. C'est un miracle au quotidien.

Êtes-vous toujours sûr de vouloir un enfant ?

Trouveriez-vous tout cela compliqué ?

Personnellement non, je ne pense pas que cela le soit. À mon avis, il faut « tout simplement » considérer que ce sont les cartes, les données qui composent la vie de chacun, la vôtre, et accepter que sur ce sujet précis qui vous concerne (consterne ?), vous êtes néophyte. Au contraire pour moi, en tant qu'observateur avisé, ayant des années de pratique, d'écoute professionnelle, les éléments exprimés par mes patients sont porteurs de sens. Ils doivent être structurés de façon que je puisse les assembler, les ordonner et les retraduire en principes assimilables par mes patients eux-mêmes.

Je me permets, ici, de faire une digression par une comparaison toute simple. S'il m'arrive de mettre en marche ma machine à laver et d'entendre qu'elle fait « un drôle de bruit », je vais immédiatement téléphoner à un réparateur spécialisé pour qu'il intervienne, sans même commencer à « mettre ma tête sous le capot ! » De surcroît, je ne sais pas si vous avez déjà remarqué, mais le réparateur, dès qu'il entendra le bruit en question, il saura vous dire : « c'est ça ! » À cela, vous ne trouverez rien à redire, ni rien de surprenant, tout comme moi d'ailleurs, car nous acceptons facilement qu'un professionnel, que ce soit le garagiste, le joaillier, le plombier... en bon professionnel qu'il se doit d'être, sache identifier, détecter, diagnostiquer « au doigt et à l'œil ! », la panne.

D'ailleurs, j'ai très fréquemment fait remarquer à des patients, soudain dubitatifs, incrédules, que généralement « on » trouvait moins à redire sur la pratique d'un médecin, ou mieux encore, un « grand professeur » dans sa consultation, souvent attendue longtemps et payée cher à la minute, mais finalement expédiée, aussi, dans la même unité de temps. Seule l'aura du personnage ou de la fonction impose son effet. Il nous est aussi, humainement, plus facile d'accepter un problème « mécanique » plutôt que « psychique » dans le fonctionnement de notre « machine humaine » car ce n'est pas, ce n'est plus, tout à fait nous : c'est notre corps. Mais lorsqu'il s'agit d'affronter un déblocage de notre personnalité, de notre intériorité, soudain ce n'est plus toujours aussi facile à « encaisser » (à prendre dans le sens que vous « bloquez », et non que vous « débloquez ! »).

« Tout abus de... est dangereux pour la santé », sommes-nous communément amenés à lire ! Cette sentence est applicable, aussi, à mon propos. Tout comme je déconseille tout abus, toute exagération de médecine « mécanique », ne s'intéressant qu'au fonctionnement organique, physiologique, de la même façon, j'ai plus d'une fois remis sur les rails des personnes irresponsables, qui pensaient, souhaitaient tout traiter par le mental. Il ne faut pas négliger l'existence de problèmes organiques avérés qu'un traitement peut guérir. J'ai aussi désillusionné de joyeux farfelus qui se lançaient dans de dithyrambiques spéculations intello-spirituelles sans avoir fait les examens médicaux nécessaires. « Trop est l'ennemi du bien », dit la sentence populaire.

Alors, ne pas se prendre la tête ! Ne pas se prendre trop au sérieux ! Mais suivre son chemin, en essayant de le comprendre, pas à pas.

Bien que le contexte, et de surcroît, les attentes frustrées, déçues, puissent laisser remonter des relents d'amertume – bien compréhensibles – il ne faut pas pour autant, ni perdre le nord et se laisser déboussoler, ni se départir de sa joie de vivre, de son humour, de son hymne à la vie. En effet, je continue à penser que pour le couple en attente de grossesse, cette attente, vécue, travaillée ou mise en chantier est une étape importante. Elle fait faire au couple un véritable retour sur lui-même. L'homme et la femme opèrent une véritable check-list de leur union, du mariage, de leurs origines respectives, etc. Chaque histoire de couple est en soit porteuse d'un nouveau, d'un différent, d'un unique message à décoder. Le blocage de la grossesse permet de faire sortir de l'ombre des points obscurs qu'il vaut toujours mieux déceler avant, me semble-t-il, qu'après. En tous les cas, c'est ce que le blocage de la grossesse semble imposer.

Alors, comment être sûr que vous voulez « vraiment » avoir un enfant, après avoir mis de côté le fait que, dans l'absolu, vous n'avez pas à vous justifier de vouloir un enfant ?... Logique humaine aidant, mais ! Personnellement, j'ai constaté qu'un couple en attente de grossesse passait par de nombreuses phases. Bien que je ne les aie pas définies de façon scientifique, elles constituent pour moi une validation de leur volonté, plus « vraie » par rapport à eux.

Je reprends le cas de ce couple, avec l'histoire des jumelles (cf. page 158). Il était, dans mon système d'analyse, peu réaliste, envisageable, que le couple puisse jouir des plaisirs de la grossesse, avant d'avoir réglé la question personnelle qui les concernait. Pour moi, ils se devaient à eux-mêmes de passer cette porte « initiatique », leur permettant de se connaître, se reconnaître avant de faire naître ces jumelles. Étaient-ils réellement obligés d'accepter de faire ce chemin, vis-à-vis d'eux-mêmes ? Y aurait-il eu d'autres « portes d'accès » à la fertilité pour eux ?

« Tous les chemins mènent à Rome » dit la maxime populaire, alors je vous laisse libre d'apporter votre réponse personnelle, et de choisir la route que vous emprunterez, Compostelle, Constantinople, La Mecque, Lhassa ou Jérusalem.

Et pourquoi nous ?

La question est légitime, et si elle n'est pas posée directement par le couple, elle est, si souvent, omniprésente, sous-entendue, en filigrane, qu'il m'est souvent arrivé de « mettre les pieds dans le plat » et sans fausse courtoisie « messieurs les Anglais, tirez les premiers ! », de demander : « et pourquoi vous ? »

La jeune femme s'est sentie « agressée » par ma question et comme une volée de bois vert me rétorqua : « parce que j'ai toujours été différente. » Mariée avec un homme de dix ans son aîné, et dernière enfant d'une fratrie de treize, elle « s'avoua » chercher à vouloir faire différemment de ses frères et sœurs. Les premiers s'étaient mariés jeunes et avaient alors des enfants qui commençaient à se marier à leur tour. Et ma patiente de dire : « j'ai été élevée avec beaucoup de monde autour de moi, la maison de mes parents était ouverte à tous, et bien que j'aie ressenti une attention particulière de mon père à mon égard, il avait peu de temps à me consacrer à moi seule. Ce n'était que de trop rares moments d'exception. Ma mère, en charge d'une si grande maisonnée, ne prenait pas le temps de s'intéresser à moi... ou alors, rarement, lorsque j'étais alitée, malade et avec de la fièvre. » Même dans ces moments-là, elle dit se culpabiliser pour le retard engendré dans toutes les tâches ménagères qui incombaient à sa mère. J'avais écouté profondément, et profitant d'une pause qu'elle fit, je me tournai vers le mari, et sans rien dire, je l'incitai à prendre la parole : « j'ai toujours apprécié dans ta famille, cette maison qui ressemble à un moulin à vent. » Lui était fils unique, élevé par une mère qui n'avait d'yeux que pour son « Dieu », s'émerveillant de tous ses faits et gestes. Cette attitude perdurait en présence de sa belle-fille alors qu'il avait près de quarante-cinq ans. Cela ne manquait d'ailleurs pas de l'exaspérer outre mesure, alors qu'on l'appelait toujours son « doux Jésus » !

L'année d'après naissait leur fille.

Leur fallait-il dans un premier temps exister pour eux ? Lui fallait-il à elle prendre le risque d'avoir un enfant, qui serait le quarantième petit-enfant, alors que les arrière-petits-enfants commençaient à pointer leur frimousse ? Lui fallait-il, à lui, déjà « fils de Dieu » proclamé par sa mère, se séparer de la trilogie familiale et accepter les aléas de la reproduction ?

Vivez votre vie !

Pourquoi y a-t-il des enfants qui viennent sans problème, sans questionnement préalable ? Il ne faut pas envisager une opposition catégorique, comme entre deux sœurs ou deux « belles-sœurs » qui seraient opposées par le fait que l'une aurait des enfants et l'autre pas. Il en va de même dans le cas d'un couple, ayant déjà un ou plusieurs enfants, souhaitant avoir d'autres enfants, et pour qui soudain le mécanisme de la reproduction semble se « gripper ». La grossesse ne vient pas (ou plus) spontanément.

Vivez votre vie, ne vous intéressez pas à celle, plus ou moins « dorée », idéalisée, de vos voisins ! Je l'ai déjà dit, d'une autre façon, mais je le répète ici, que « le pourquoi du comment » ait bloqué votre grossesse n'appartient qu'à vous. La solution est comme taillée sur mesure, et une fois votre maïeutique comprise, vous ne souhaiterez « pour rien au monde » échanger votre histoire contre « le casse-tête », l'imbroglio dans lequel est empêtré votre couple d'amis face à la même problématique que vous : à chacun suffit sa peine ! Mais cela vaut à chacun la peine d'être vécu : compris ?

Je résumerai par une formule quelque peu laconique. Une grossesse en attente est une question que le couple ne se pose pas (ne peut pas ?). La grossesse est une réponse que le couple est en train de se donner.

Chapitre VI

Garçon ou Fille ?

Retour à la case départ ! Interdiction de doubler !

Cher ami lecteur, si par volonté d'aller droit à l'essentiel, tu te plonges directement dans ces pages-là, je suis obligé de te dire, même si je comprends ton empressement, car je connais aussi personnellement les frasques de l'impatience, qu'à mon avis, tu fais erreur. La première raison de cette mise en garde se retrouve dans la conduite de mon travail quotidien avec un couple qui vient me consulter sur le choix du sexe de l'enfant qu'il veut faire venir au monde. Sauf cas très exceptionnel, je commence systématiquement mon approche préalable comme dans la table des matières de cet ouvrage par les questions générales pour partager avec mon patient une « même » définition de l'homme, de son évolution dans ce monde. Je cherche à le connaître pour que nous puissions partager des valeurs plus ou moins communes, mais non antagonistes car cela créerait un « court-circuit ». Puis s'ensuivent les phases de dépassement des blocages, de classement « du dossier des parents », d'analyse sur la grossesse « médicale », etc.

Alors, pour ne pas prendre le risque de perdre la quintessence du message, et sa logique, et cela, à mon humble avis, « mieux vaut le détour ! »... À bon entendeur... !

Choisir le sexe de son enfant

Je n'interviens pas en tant que censeur sur le bien-fondé de la volonté, latente ou formulée, de couples de vouloir réfléchir, de pouvoir infléchir, sur le sexe de l'enfant qu'ils souhaitent mettre au monde. Ce n'est pas mon propos.

Avant tout, faisons un détour, par les textes fondateurs, les références bibliques nous abreuvant de leur savoir, de l'Histoire.

Paroles bibliques

Je vous conseillerais de jeter un « coup d'œil » sur La Genèse 38, et pour la « bonne bouche » je vous propose un résumé :

Yéhouda et sa belle-fille Tamar. Cette dernière est mariée avec le fils aîné de Yéhouda qui décède sans lui laisser de descendance. Alors l'injonction biblique du lévirat fera du deuxième fils le second époux, qui à son tour décède sans laisser de descendance. Yéhouda, le beau-père de Tamar, lui refusera son troisième et dernier fils en mariage, de crainte que Tamar ne lui porte pas chance et que celui-ci meure à son tour.

Le texte biblique nous dit qu'ils furent retirés de ce monde par Dieu, en raison de leurs mauvais comportements dans les relations sexuelles qu'ils n'accomplissaient pas jusqu'à la fin, et privant Tamar d'une descendance. Alors cette dernière va « monter une embuscade » à son beau-père, en se mettant à la croisée de son chemin ; lui la prendra pour une prostituée et celle-ci se proposera à lui dans une unique relation de passage, sans que Yéhouda ait conscience de ce qui se trame. De ce rapport sexuel naîtront des jumeaux garçons, dont les descendants seront les rois d'Israël.

Les deux fils de Yéhouda n'ayant pas honoré à leurs obligations sexuelles vis-à-vis de Tamar, c'est à son beau-père qu'incombera la tâche de lui assurer une descendance : des garçons. Finalement ce dernier finira par reconnaître publiquement que Tamar avait agi de façon juste.

La reconnaissance de Yéhouda, qui avait fonction de juge, est à l'origine du terme « juif » : Yéhoudi.

Il me semble, au premier degré, que nous apprenons clairement que l'aboutissement d'une relation sexuelle « complète » chez la femme donne lieu à un engendrement de garçons.

Au deuxième degré, la reconnaissance de l'acte juste guidé par le conscient de Tamar, et inconsciemment validé par Yéhouda, sublimera « la connaissance de la chair » pour le beau-père, dans cette relation sexuelle en dehors des normes humaines, dont la satisfaction de l'acte de reproduction et celle de filiation pour Tamar lui donneront des fils.

Était-ce une « humaine » immaculée conception, avant l'heure ? Je pense ici qu'il n'y a pas leurre.

Un peu plus loin, toujours dans la Bible, Lévitique 12 : « Une femme qui a ensemencé et a enfanté un garçon... » et le Talmud de Babylone dans le traité de Niddah 3-31 dit : « Une femme qui ensemence la première enfantera un garçon, l'homme qui ensemence le premier fera naître une fille. »

Voilà, c'est rapporté.

Pour être sincère, j'ai eu une recherche personnelle dès le début de ma vie d'adulte sur le « hasard » et comment se détermine le sexe des enfants. Lorsque j'étais étudiant j'avais souhaité faire un stage en gynécologie pour écrire ma thèse de fin d'études. Il y avait deux places à pourvoir, et nous étions trois étudiants intéressés par le sujet. Les « deux autres » étaient amis et avaient un projet de thèse commun : ils furent naturellement cooptés, tandis que je m'orientai vers une « place disponible » en ophtalmologie. Si cela a contribué à « m'ouvrir les yeux », et aujourd'hui je comprends la malice de la vie qui m'a « gentiment » guidé, sur le moment j'étais dépité.

Lorsque j'ai ouvert ma première consultation de naturothérapeute, il y a plus de douze ans, j'ai toujours eu comme habitude de scrupuleusement consigner chacune de mes consultations, directement pendant la séance, notant les mots, les phrases clés, mes remarques, mes constatations personnelles, mes « découvertes », mes questions.

Les réponses me sont venues, dans un certain ordre, sans que je puisse dire aujourd'hui exactement ce qui a précédé quoi : est-ce la spécificité de mon regard porté sur la fertilité ? Ou alors parce que, avec les années, le bouche-à-oreille a répandu le fait que j'avais une réussite particulière pour faire tomber enceinte les femmes ? Et, de ce fait, traitant de plus en plus de cas avec réussite, après plusieurs années où je restais observateur attentif des moindres pensées, faits et gestes de mes patients, se conceptualisait une évidence : le sexe des enfants n'est pas qu'un hasard !

J'ai commencé à noter mes « pronostics » de garçon ou de fille jusqu'au jour où, avec une pointe de provocation, j'ai pu en parler librement avec mes patients, et par la suite, la réputation s'est faite d'elle-même.

Maintenant que les « titres de noblesse » et les présentations sont faites, je vous expose le plus sincèrement, sans contours, ni détours, ni alentours, ma méthode.

Alors, un conflit d'intérêt, un rapport de force, de pouvoir dans le couple ?

Curieux s'abstenir !

Sinon il va falloir apprendre à bien se tenir ! La question reformulée autrement est : y a-t-il un conflit sous-jacent dans le couple ? Conflit ne veut pas dire que vous vous jetiez des piles d'assiettes en pleine figure tous les soirs. Il y a des conflits latents, non encore révélés. Est-ce que la préférence d'un sexe, même souvent commune du couple, n'est pas révélatrice d'un rapport de force dans le couple ?

Un couple que j'ai reçu avait déjà trois garçons, et la demande pour, en quelque sorte justifier vis-à-vis d'eux-mêmes la venue d'un autre enfant, était « d'avoir » une fille. Rapidement, je notais une certaine condescendance du mari à accepter la venue d'une fille et le manque réel d'entrain de l'épouse, pour « rempiler » de quelques années de « bons et loyaux services », commençaient à laisser poindre une autre problématique. Je leur conseillai de remettre leur projet à plus tard, et en « l'état » de leur couple, si tel était leur véritable désir, d'accepter la venue d'un autre garçon. Celui-là, ils pourraient décider de l'élever « vraiment » ensemble ! La remarque fit « tilt » puis encore je leur précisai que « si le cœur leur en disait toujours », l'enfant d'après serait une fille. Ainsi dit, ainsi cela fut !

Incontestablement le mari « souhaitait » la « fille », mais l'épouse n'était plus suffisamment engagée pour « y croire » vraiment. L'économie du détour d'un autre garçon ne semblait pas évitable.

Il n'y a rien de « mâle » à cela !

J'avais été saisi par un couple qui avait affronté la douleur de perdre leur premier enfant, un garçon, quelques heures après sa naissance, d'une mort subite du nouveau-né. Après plusieurs années infructueuses pour déclencher une autre grossesse, ce couple était venu me consulter. De façon déguisée, non exprimée, peu consciente, ils se révélèrent mutuellement qu'ils souhaitaient un garçon. Était-ce en remplacement du premier ? Pour effacer une douleur difficile à évacuer pour eux ? Parce qu'ils avaient en tête, en musulmans pratiquants, qu'ils étaient, l'importance du premier enfant mâle ?

À condition que cela ne commence pas par un malentendu. Oui, je leur avais bien dit, un « mâle » entendu ! Puis dans un mouvement de retour sur leur histoire personnelle, je pouvais réellement être en empathie avec les affres et douleurs qu'ils vécurent pour en cautériser une couche, une étape supplémentaire. Alors, je pus poser tranquillement la question suivante : « si le premier est un garçon, alors on peut passer "commande", et prendre acte dès maintenant d'une fille ? » Je fus ému de constater qu'en cœur, et sincèrement, ils s'empressèrent l'un et l'autre d'acquiescer. Que dépassaient-ils ? De quels non-dits pouvaient-ils se libérer, l'un et l'autre, mais surtout, à nouveau, l'un avec l'autre ? Quel nouveau contrat étaient-ils si empressés de passer derechef, ensemble ?
Elle fut enceinte deux mois après cette rencontre. Par la suite, l'échographie mit en évidence que ce serait un garçon. Ils vécurent des mois mêlant euphorie et inquiétude, jusqu'à la naissance de l'enfant. Il était difficile de les aider à dépasser le fait que l'histoire ne se vit pas en « photocopie », que rien n'oblige celle-ci à revenir sur elle-même, à partir du moment où nous avons libéré les messages dans notre conscience. Je partageai sincèrement leurs inquiétudes. Ils m'invitèrent à la « grande fête » qu'ils firent, quelques mois après la naissance du garçon – certainement pour s'assurer qu'il était bien vivant et qu'il le resterait. Mais ma surprise fut à son comble lorsque me prenant à l'écart, ils m'annoncèrent que la jeune femme était de nouveau enceinte. Leur deuxième enfant, une fille, naissait six mois après.

Le sexe des enfants commence dans la tête des parents !

J'ai constaté, de façon totalement empirique, au départ, un certain nombre de « coïncidences » qui m'apparurent troublantes et qui, par la suite, m'ont amené à tirer de grandes lignes directrices.

> *Les cinq premières filles étaient incontestablement choyées de leurs deux parents et recevaient une éducation dans la droite ligne de conduite des bonnes familles françaises. L'épouse âgée de quarante-deux ans et son mari de quelques années son aîné consultèrent quelque peu « pincés » de devoir parler d'eux-mêmes, de découvrir leur intimité. L'importance de la venue d'un garçon était justifiée par le désir du mari de poursuivre la lignée des descendants portant le patronyme ancestral. Ajoutés à cela, la quarantaine passée de l'épouse et aussi les résultats de leurs tentatives infructueuses après avoir déjà essayé plusieurs méthodes devant leur apporter le garçon tant attendu, laissaient planer une certaine « tension » dans l'atmosphère malgré leur demande toute personnelle de consultation, ayant entendu parler de mes résultats par des patients satisfaits.*
> *À la lecture du questionnaire préalable, je m'intéressai à leur différence d'origine sociale et demandai à la femme comment cet écart avait été vécu par elle.*
> *Avait-elle été admise dans la tribu familiale ? Comment acceptait-elle ou pas d'exprimer son ressenti ? Mais il y avait très certainement bien d'autres questions qui tournaient autour de son rôle clé de femme, d'épouse et de mère.*
> *Je pris garde néanmoins de ne pas escamoter le fait que le mari pouvait, en bon prince, se laisser aller à exprimer la dureté qu'il avait ressentie de sa propre mère durant son éducation. Sans exagérer la place de celle-ci qui ne fut*

certainement pas une « Folcoche ». Toutefois, il fallait remettre les pendules à l'heure ! Tension et ressenti, il y avait eus.*
Incontestablement, le couple comprit que l'épouse détenait l'arme au point (mais pas aux poings !) idéale pour marquer son refus de transmettre la filiation, exprimé jusqu'ici laconiquement à son mari, aux familles, la sienne et les autres. Par maladresse le « bâton de maréchal », l'adoubement qui ne lui avait pas été accordé, transmis, (que cela soit vrai dans le sens objectif des faits ou pas n'a pas eu d'emprise dans la réalité, car tel fut son ressenti, et c'est cela qui importe, qui l'emporte) se transformait en épée de Damoclès pour le mari afin de perpétuer, ou non, la lignée familiale.
Entre personnes de bonne compagnie, « l'affaire » fut rondement menée, les « choses » furent mises à plat, et l'épouse prit rapidement les rondeurs de la grossesse pour mettre au monde le descendant qui allait porter les couleurs familiales.

Qu'avez-vous manqué : le garçon ou la fille ?

Dans de nombreux cas, je me suis rendu à l'évidence qu'un manque de préparation, de réflexion et une précipitation dans le passage à l'acte pouvait se révéler une erreur lourde de sens, et en tout état de cause, non rattrapable.

Un couple avec deux filles est venu me consulter pour que le troisième enfant, à prévoir, soit un garçon. Demande acceptable pour ce couple, mais qui après quelques questions mettait en évidence une erreur de « méthode » pour la conception du deuxième enfant qui aurait dû être un garçon, mais ! En effet ce couple avait suivi l'exemple « chanceux ! » d'une personne de la famille, qui pendant des années dans l'attente du garçon, et dont « l'intercession » par les prières

---

* Sobriquet dont Hervé Bazin affubla la mère dans son livre *Vipère au poing*.

et bénédictions d'une autorité religieuse, en plus d'un don d'argent, avait/aurait permis la venue de cet enfant. Malheureusement, malgré la recommandation familiale et le suivi de la même méthode, ce couple de patients fit la décevante constatation : cela n'avait pas marché !

Ces patients avaient voulu, consciemment, ou non, s'en remettre « au petit bonheur la chance ». Ils voulaient, aussi, commencer à se libérer d'un message dont ils ne savaient que faire, comment l'aborder, sans saborder leur couple, et envisager de le résoudre : que représentait pour l'épouse l'intercession d'un homme religieux dans leurs affaires « internes » de couple ? Quelle non-place le mari s'avouait-il vis-à-vis de lui-même et dans le couple avec son épouse ?

Je leur conseillai vivement d'entamer une thérapie personnelle ou de couple afin de leur permettre de délier les tenants et aboutissants d'une relation de couple inextricable, et pour laquelle des raccourcis scabreux ne pouvaient que les renvoyer vers le rendez-vous manqué au garçon !

Je me suis déjà expliqué longuement sur des courts-circuits que le religieux pouvait attirer aux risques de déceptions cinglantes et sans appels, sauf un rappel à l'ordre de la réalité de ce monde !

C'est une histoire parmi tant d'autres que j'ai entendues. Et que cela soit bien clair, il ne manque pas de recettes miracles éventées, de pèlerinages à (L)ourdes déceptions et de superstitions à cent sous (bien que cela soit plutôt en milliers de dollars), sans lendemain !

J'ai refusé de suivre un couple, ayant sept filles et venant, a priori *avec une demande circonstanciée d'envisager une autre grossesse : un garçon. En effet, sous des abords affables, je fis remarquer au mari qu'il était en droit d'exprimer une certaine déception d'avoir « tenté sa chance » à maintes reprises, tout en lui faisant entendre aussi que son épouse en avait souffert, en silence. Je lui expliquai que le « ha-*

sard » s'était imposé à lui par les filles, mais aussi que cela révélait un manque d'affirmation de la volonté de la femme. Et qu'un jour, il faudrait en prendre acte. Le mari s'obstinait, restant hermétique à ma proposition, arguant pour se justifier qu'il croyait en une organisation de l'Univers. L'épouse restait comme absente des débats. Je clôturai la séance sur cette interpellation. Quelques années après, j'appris que cette femme avait réussi à être (mise ?) enceinte, qu'elle accoucha d'un garçon. Mais à l'instant où la sage-femme lui présenta l'enfant, elle tomba dans un coma profond pour des raisons non identifiées.

Cela m'amène à poser la question : y a-t-il véritablement des garçons ou des filles « manqués », comme le dit le langage populaire ? C'est-à-dire des filles qui ressembleraient, se comporteraient plus comme des garçons et ces derniers seraient plus filles que... Je ne pense pas que cela soit le lieu et la place pour entamer un débat de fond sur le sujet, mais ayant constaté que des parents ne manquaient pas de projeter sur leur enfant le sexe opposé à l'enfant qui ne s'est pas déterminé dans la réalité, il est possible d'envisager un désir inconscient des parents de vouloir un garçon et de libérer une fille, par exemple. J'ai été, dans plusieurs cas, interpellé par des couples qui voulaient une fille, et le garçon qui naissait ne manquait pas de leur rappeler « leur(s) manquement(s) intérieur(s)! ».

Alors : fille ou garçon ? ma méthode

D'abord et avant tout, je demande aux couples qui sont confrontés au fait de n'avoir que des filles ou une majorité de, et *vice versa* pour les garçons, et qui souhaitent inverser cet état de fait, ou pour le moins, tenter un certain nombre d'actions dans ce sens, d'accepter que c'est leur souhait, leur décision : ils s'y obligent, mais « rien » ne les y oblige, en théorie ! Puis, grâce à mon expérience, je leur propose des actions personnelles, sur lesquelles ensemble nous réfléchissons afin de les déterminer et qu'elles conviennent à chacun. Mais, au-delà de tout et parallèlement, ils doivent s'engager à accepter ce que les « lois » de la nature organiseront pour eux, avec eux. Ils doivent être prêts à accueillir avec joie l'enfant à venir, quel que soit son sexe ! Pour ma part, tant que je n'ai pas entendu avec certitude que tel est le cas, et que je n'ai pas fait valider ma démarche par le consentement sincère du couple, je me refuse à aller plus avant.

Un couple avec une première fille s'exprimait lors de la consultation que nous avons eue de façon assez « étrange », quant à leurs motivations de vouloir un deuxième enfant, en prétendant imposer que ce soit « obligatoirement » un garçon et en clamant d'emblée qu'il n'y aurait pas de troisième enfant après lui !

J'avais peu de place pour appliquer ma méthode. Le couple avait un champ d'expériences très restreint pour se trouver à travers cette situation de la vie, de leur vie. Exprimant une telle intransigeance vis-à-vis de la vie, mais aussi d'eux-mêmes, je leur conseillai très sérieusement d'entreprendre les démarches en vue de l'adoption d'un enfant. *A priori*, et quand bien même, on pourrait tenter de leur proposer, imposer une fille, à moins d'en tomber amoureux spontanément, ils auraient le dernier mot et avaient le choix de n'accepter qu'un garçon !

Le sexe des anges

Qu'il y ait, entre autres, une projection fantasmatique chez un couple pour vouloir déterminer le sexe de leur enfant à venir, soit, et cela peut être de bon augure et mettre en évidence que le couple a besoin de faire du réel pour éponger leur(s) inconscient(s). Bravo.

Toutefois soyons clairs, il y a une différence entre le sexe fantasmé et la volonté de le voir s'incarner dans la réalité de nos chers petits anges, et sans provocations inutiles, je soutiens souvent le contraire. Lorsqu'un couple s'acharne « de trop » pour l'un ou l'autre sexe, je viens rechercher dans le sexe opposé au choix présupposé des parents le maillon manquant, pour leur proposer d'y réfléchir.

Je reçus un couple en second mariage pour l'épouse. Celle-ci était « petite dernière », fille après quatre garçons, et son mari était fils unique, quelque peu « trop » adoré, encensé par sa mère. Ils cherchaient tous deux à réfléchir, influer sur le sexe de l'enfant à venir. L'âge auquel ils s'étaient remariés, laissant peu de place pour envisager de multiples grossesses, soit. Une attitude du tout ou rien me semblait quelque peu extrémiste, et je leur proposai de se questionner à savoir si leur amour de couple pourrait résister à la naissance d'une fille ?
Après deux démarrages de grossesse qui ne dépassèrent pas les huit semaines – certainement aussi pour pouvoir se donner droit à l'erreur ! – elle réussit à poursuivre sa grossesse à terme. Un garçon naissait.

Au-delà de la provocation qui est souvent de mise dans mon travail (cela participant de la mise en forme, dans les deux sens du terme !), il était important que le couple puisse affronter une tierce personne pour exprimer plus honnêtement ce qu'il voulait. Chaque personne devait dépasser des positions qui se braquaient inutilement, chez l'un et l'autre, sur des peurs anciennes ou sur des élucubrations mentales qui n'avaient de sens que dans leur imaginaire. Ce point franchi, cela constitue comme une espèce de point de non-retour : la grossesse est déjà enclenchée, même si elle doit se concrétiser par un enfant du sexe opposé à leur souhait initial.

Dans ce cas précis, il s'agissait de dépasser les peurs de la femme de ne pas produire à la demande l'enfant désiré par le mari, mais aussi, clandestinement souhaité par elle, bien qu'il lui fût plus difficile de l'admettre. « L'important est que cela soit un enfant en bonne santé ! » est la petite phrase rituelle qui se jette en pâture pour ne pas conclure honnêtement l'affrontement.

D'ailleurs à partir du moment où elle fut capable d'entendre que, tout compte fait, un garçon reproduirait l'affrontement du père/fils unique, et qu'il lui suffisait d'en prendre acte, tout devint beaucoup plus facile et acceptable pour elle.

Faisons un résumé pour remettre les idées en place !

Le sexe de l'enfant va se déterminer dans l'affrontement des « conflits/réalisations » dominants ou mineurs, et c'est cela qui va orienter la prédisposition du couple à avoir un garçon ou une fille.

J'entends par conflits, des tensions lorsque l'homme n'est pas encore suffisamment clairement positionné dans l'expression de son extériorité. De même pour l'intériorité, et cela fonctionne aussi pour la femme. En non-réalisation : qu'il s'attelle à renforcer, par exemple, son extériorité. Je dirais que par le conflit s'exprime un refus d'affrontement – il est encore dans le conflit face à, en attitude « négative » – alors qu'en réalisation, l'homme, la femme qui aura(ont) déjà pris sur lui/elle (eux) de réaliser son intériorité sera(ont) dans une attitude positive face à.

Regardez la grille de lecture suivante :

Homme	extériorité	garçon
	intériorité	fille

Femme	extériorité	fille
	intériorité	garçon

Comment s'effectue la lecture de la grille ?

Prenons l'exemple d'un homme en conflit/réalisation de son intériorité, c'est la naissance d'une fille qui s'exprimera. Même lecture pour la femme.

Le conflit dominant est celui qui « l'emporte » dans le couple. Comprenons toujours à l'aide d'un exemple : si l'homme est en conflit/réalisation de son extériorité, dominant, et que parallèlement l'épouse est en conflit/réalisation de son extériorité de femme, c'est un garçon qui naîtra.

Maintenant que vous avez compris..., inutile de passer toute votre famille, tous vos amis, sur le grill !

Pour faire un garçon !

Pour obtenir l'enfant du sexe choisi par les parents, cela dépend donc des paramètres suivants :

• Éléments de définition.

Lorsqu'il s'agit d'une famille de « filles », c'est-à-dire à majorité de (chez les parents du couple, les premiers enfants du couple lui-même, et accessoirement à titre d'information, pour renforcer le tableau familial, chez le/les frères et sœurs du couple), j'établis quels sont les plus grands dénominateurs communs qui s'imposent à la mère et la brident. Je saisis les revendications non exprimées de celle-ci (que cela soit objectif ou subjectif n'a que peu d'importance au préalable) ou de sa propre mère, et/ou de sa belle-mère. Mes patientes reproduisent le même principe ou son opposé. Voir les exemples pages 55, 65, 86, 120, 125...

Pour illustrer ce principe, cet exemple me semble le plus clair.

Un couple est venu en consultation après la naissance de la troisième fille. Leur demande du « garçon » émanait davantage du père que d'une volonté exprimée pleinement par l'épouse. En vérifiant les histoires familiales, il se révéla que le mari était fils unique, et qu'était né de son propre premier mariage un garçon qui restera unique aussi, ayant divorcé peu après sa naissance. Du côté de l'épouse, elle était la deuxième fille du couple de ses parents qui se séparaient peu après sa naissance.

Comment ne pas voir dans cette histoire que l'épouse reproduisait la « trop grande obstination/nonchalance feinte » à s'engager dans un changement extérieur face à son mari pris dans le même engrenage (chacun dans sa problématique, en sens inverse et non encore résolue). Cette situation était donc de ce faite active, bloquante, limitante ! Il n'était pas de mon rôle, de ma pratique, de fouiller, renvoyer à l'épouse ses éventuels sentiments de culpabilité vis-à-vis du divorce de ses parents, d'en vérifier les éventuelles cicatrices, et les actuels tenants : je lui proposai de faire un accompagnement spécifique sur le sujet avec un psychologue si elle en ressentait le besoin pour faire le lien avec ce qu'elle vivait. Donc, il faudra au mari, en acceptant sincèrement son deuxième mariage, et en laissant le droit à l'épouse de ne pas confondre sa propre réticence, « emportée en mauvais lieu et mauvaise place », lui laisser la possibilité, la place de devenir acteur participatif et constructif de leur vie en commun. C'était la compréhension à acquérir pour libérer la naissance du garçon.

Voici l'exemple d'un homme, dernier fils d'une famille de quatre garçons et d'une fille placée « au milieu », et de son épouse, troisième fille après deux garçons et quatre autres filles qui naîtront après elle. Ils m'ont consulté après la naissance de leur quatrième fille.

La tâche était lourde et compliquée. Il fallait « détricoter » les deux histoires familiales et proposer à chacun d'eux de réinvestir, suivant leurs décisions, le champ potentiel de leur implication véritable, puis de laisser ressurgir la possibilité de lire leur couple différemment, à l'envers, et saisir ce qu'ils en avaient « non construit », puis accepter les quatre premières filles, etc. Il est important de laisser remonter et comprendre de nouveau l'histoire familiale, des deux côtés, afin que le couple comprenne, que soient mis en exergue les points de recoupement, les points d'opposition expliquant comment s'est tricotée leur propre histoire « à leur insu ». C'est en quelque sorte permettre au couple de réinvestir le champ de son histoire, d'en prendre la responsabilité et de ne pas déserter et laisser mainmise aux non-hasards qui deviennent de plus lourdes nécessités à porter, à supporter !

Leur volonté réelle de garçon était-elle assez fortement ancrée pour dépasser ces obstacles ? La suite de leur histoire leur appartient.

J'ai travaillé personnellement sur ce sujet, particulièrement concerné étant père de trois filles. Alors pendant six années, suivant mon intuition personnelle, mon expérience réussie professionnellement, qui commençait à être reconnue, j'ai entamé une supervision par un psychiatre, un analyste... Pour me rendre à l'évidence : il faut être deux à vouloir dépasser ses propres affrontements et avoir un projet, une volonté de construire un avenir ensemble. Réfléchir, essayer de construire, de rêver différemment la vie, rire et pleurer ensemble pour réussir certainement et accepter l'éventualité de l'échec, comme éventuel nouveau trampoline pour pouvoir rebondir.

Et pour faire une fille !

Eh oui, il y a aussi un protocole particulier pour faire une fille ! *A priori*, vous auriez pu penser que pour faire une fille c'était la même chose que pour un garçon avec « un petit quelque chose en moins ! » mais il y a bien un protocole pour faire une fille.

• Éléments de définition.

Lorsque c'est une famille de « garçons », c'est-à-dire à majorité de (chez les parents du couple, les premiers enfants du couple s'ils en ont déjà, et accessoirement à titre d'information, pour renforcer le tableau familial, chez le/les frères et sœurs du couple), j'applique le même principe que pour les filles. Je commence par vérifier s'il y a une corrélation/opposition, dans la fratrie de l'épouse ou de sa belle-famille. Quels peuvent être les plus grands dénominateurs communs, venant se renforcer/s'opposer ? Tout en cherchant à verbaliser les choses imposées par le mari et plus ou moins acceptées, la connivence avec l'épouse. Voir exemples, pages 57, 62, 67, 78, 119 qui peuvent être relus et éclairés d'une compréhension nouvelle sur le choix de l'enfant à naître.

L'histoire de ce couple me semble éloquente.

Le mari était issu d'une famille de sept garçons et deux filles, tandis que la femme venait d'une famille de deux garçons et six filles. Après le mariage de ce couple, naquirent un premier garçon puis une fille, et à la suite trois autres garçons. Leur demande de privilégier la naissance d'une fille passait par leur capacité à régler la « véritable » place de chacun des partenaires du couple qui affirmait la maîtrise de leur situation en se projetant en dehors de la répétition de l'histoire familiale du mari. Celui-ci en retirait une satisfaction limitative et narcissique. Son épouse en était dans un premier temps faussement satisfaite. Elle finit par comprendre qu'en demandant, en exigeant la naissance d'une fille, elle ne faisait que souhaiter, proposer, voire imposer à son mari de l'aider à affronter, à « remonter » sa propre histoire familiale : c'était l'investissement à faire pour la naissance de leur fille.

C'est la mise à l'épreuve du couple : lui permettre de tester la solidité de ses fondements. Ce n'est bien évidemment pas un but en soi, mais l'épreuve doit être un moyen de les éprouver pour les solliciter et les redéployer dans une dynamique, instable, incertaine, qui permette de dévoiler et d'affirmer la capacité du couple à être et à rester une structure vivante. Tout un programme.

J'ai suivi un couple avec trois garçons qui marquaient très nettement la domination du père. Dans sa famille d'origine déjà, en tant que fils unique, un peu trop encensé par la mère, il était dominant. Il avait « réussi » à s'imposer face à son épouse, mariée alors qu'elle avait dix-sept ans et qui à l'inverse venait d'une famille de deux filles et d'un frère vivant comme homosexuel, avec une mère très instable affectivement.

Y avait-il la place pour envisager la venue d'une fille ? Qu'est-ce que le couple n'arrivait pas à se dire ? Il fut évident que l'épouse souhaitait se débarrasser de son carcan d'imposition. Elle désirait vivre enfin sa vie de « jeune fille » et d'enchanter à nouveau son avenir avec un « prince charmant », qui le soit « plus » en tous les cas à ses yeux, que son mari.

La suite et la fin de l'histoire sont faciles à comprendre !

Ma « prescription »

En résumé, je vous conseille :

- de regarder, de scruter, d'analyser vos familles respectives, comme je l'ai mentionné à bon nombre de reprises, pour dégager le sens et les oppositions de son histoire, concernant la reproduction de garçons ou de filles. Vous pouvez vous faire aider ponctuellement par un regard, une aide extérieure : relevez ce défi !
- de suivre une méthode de régime alimentaire favorisant le choix du sexe présumé. Voir bibliographie en annexe ; cela peut être une aide supplémentaire et « cela ne mange pas de pain ! »
- de privilégier les rapports fécondants, aux dates, en fonction du choix du sexe présumé. Voir méthode rappelée en annexe.

Je ne souhaite pas revenir trop lourdement sur ce principe, mais... Nous sommes composés d'un corps physique et d'un « corps » psychique, qui doivent apprendre à se rencontrer, à se reconnaître, à vivre ensemble en « bonne compagnie » et à aller de l'avant ainsi qu'à construire de manière positive ensemble. De la même manière, je préconise à mes patients de mettre en relation l'histoire, le passé de leur famille avec leur avenir, afin de mettre toutes les chances de leur côté, mais aussi d'avoir des « stoppeurs », des signaux d'alarmes leur indiquant les éventuelles incohérences dans l'un des deux systèmes. C'est ainsi que j'ai personnellement assisté au déclenchement de grossesses garçon ou fille, uniquement par la compréhension du/des schéma(s) familial(aux). Je pense très sincèrement, que dans des cas précis, alliant la découverte fulgurante pour le patient de l'élément révélateur, cela fonctionne et a permis de donner une assurance suffisamment forte pour « contraindre » le corps à réagir, piloté par le cerveau.

Maintenant, dans des cas où les informations sur les événements marquants des histoires familiales ne sont plus aussi « révélatrices », la parution de ce livre participant aussi à vulgariser, à faire connaître cette méthode à un plus large public, je conseille vivement de faire corréler toute démarche pour influer sur le sexe de l'enfant à venir, avec un travail corporel.

Et là, j'ai constaté que les facilités ou difficultés rencontrées par les patients dans la mise en pratique et/ou le suivi assidu de ces méthodes corporelles pouvaient aider à comprendre, améliorer la fiabilité des résultats recherchés. En acceptant aussi de se trouver eux-mêmes, en dépassant des obstacles, en se comprenant.

Prenez-en de la graine !

Et si l'enfant dont on cherche à déterminer le sexe était d'abord et avant tout un enfant qui venait refléter le conflit des intériorités des parents ? Il peut s'agir d'un conflit non encore révélé, en cours de consciencialisation, ou un conflit ouvert sans possibilité, volonté, moyen, de la part de l'homme comme de la femme de le régler. Ce peut même être, comme je l'ai souvent vu, une arme « non conventionnelle » pour livrer une bataille de destruction massive dans le couple !

Dans un couple dont les intériorités respectives sont dévoilées, acceptées réciproquement, pouvant même aller jusqu'à une certaine connivence, la détermination du sexe de l'enfant me semble prendre une importance beaucoup plus relative ; le nombre de naissances met en évidence une juste, heureuse distribution de la nature.

Le sexe d'un enfant pourrait se résumer en une formule : lorsqu'un couple est encore dans la « prédétermination » du sexe de l'enfant à venir (cela peut être plus ou moins clairement formulé, mais la réalité étant là), le couple s'exprime (à lui-même) un manque de clarté dans la détermination de ses priorités, une difficulté à classer, à hiérarchiser sa progression, son avancement dans son chemin de vie. Que ce soit le fait de l'homme, de la femme, du couple, d'une famille en résonance. C'est une étape à concevoir, à analyser, à dépasser.

Pour des parents qui ont la satisfaction de recevoir l'enfant du sexe qu'ils souhaitaient, cela peut être une simple « gratification à son Narcisse » : pourquoi pas ? Et alors : que souhaitez-vous en faire maintenant ? On pourrait peut-être commencer à se poser les questions : chez qui ? Sous-entendu, le mari ? La femme ? Le couple ? L'un aurait démissionné ou serait sous contrôle/manipulation de l'autre ? Tout cela pouvant rester, bien évidemment, courtois et charmant, entre gens de plus ou moins bonne compagnie !

Mais dans le cas d'une « trop grande » répétition d'enfants d'un même sexe, plus ou moins difficilement vécue, cela fera montre d'une incapacité (sur cette durée de temps, pour le moins) à accepter d'entendre la difficulté, la reprise « en main » de la destinée, du questionnement ou de l'affrontement du couple au bon déroulement de son chemin de vie. Cela est vrai, que ce soit par simple difficulté à le formuler, que ce soit par difficulté à le dépasser (ayant du mal à se relever, retombant sur la même incompréhension) ou que cela soit par velléités, à l'encontre de l'autre, de soi, du couple, d'une ou des familles en présence.

Mais le sexe d'un enfant pourrait laisser présager autre chose, ouvrir d'autres horizons et se résumer, aussi, dans une autre proposition, réflexion. Pour l'exprimer, reprenons un exemple : un contre-exemple ?

J'ai suivi un couple qui avait fait un long chemin de développement personnel, et qui après la naissance des trois premières filles, eut un garçon. C'était en quelque sorte une victoire ! J'avais essayé subrepticement de leur faire entendre que l'épouse avait d'une part fortement contribué, par sa personnalité imposante à faire réussir, à « imposer » le couple. Mais c'était par la libération de sa « colère » qu'elle dominait, ayant une mainmise sur le couple. J'essayai de leur faire comprendre qu'elle était allée jusqu'à accepter de libérer la naissance du garçon dans une reconnaissance de l'affirmation réelle du père, mais aussi dans les prémices de sa recherche personnelle, intérieure. J'émis l'idée que ce garçon était aussi une arme à double tranchant, une épée de Damoclès placée au-dessus des liens de leur mariage. Lettre morte, le message ne passait pas.

Quelques années plus tard le couple se séparait et s'ensuivait une âpre bataille juridique, lourde financièrement, longue et d'une rare acuité. À l'écoute du mari, je lui fis entendre à nouveau mes propos. Il comprit que, bien qu'il souhaitât asseoir sa nouvelle maîtrise de lui-même et qu'il fût enfin prêt à aller conquérir le monde, il voulait le faire seul, se séparer de celle qui l'avait aidé (à nouveau d'ailleurs, ce fut le même principe que celui qui s'appliqua à son adolescence : il s'était éloigné géographiquement cette fois de sa propre mère... pour conquérir le monde). Il n'en demeurait pas moins qu'il lui fut difficile de « rendre la monnaie de sa pièce » à son épouse et lui permettre, à son tour et à sa manière, de se trouver personnellement. Il accepta quelques loufoqueries passagères par lesquelles cela peut passer, puis il durcit sa position et la rupture se fit sur l'argent, le pouvoir, l'entreprise.

Manifestement le couple a travaillé pour sortir de la manipulation, des contraintes et contingences de l'extériorité de leur personnalité. Chacun et ensemble, ils ont recherché, et cela est déjà plus fin, une progression à l'intérieur, de lui-même, d'eux-mêmes. Il n'empêche que la victoire, comme ce fut le cas dans cet exemple, fut une victoire au présent des extériorités, mais remise rapidement en question pour l'avenir des parents, des enfants. Je m'explique, leur situation a alors été comprise, acceptée et vécue sur le plan des « extériorités » du couple, mais comme une boîte de Pandore ou comme des petites poupées russes en bois peint, s'est ouvert tout un pan béant, où vont se livrer de nouvelles batailles, des non-rencontres, non-« épousailles » des intériorités. Ce qui fut victoire pour la femme : accepter la progression, le développement de son mari (pour lui-même et dans le couple) fut une victoire passagère. En effet, le mari put alors laisser remonter en/de lui son intériorité et avoir la force d'exprimer sa détermination de réalisation extérieure. Il donna même *crédit* à son épouse d'être partenaire, génitrice de ce projet mais cela se révéla une défaite (temporaire ?) de l'homme à conduire son épouse dans la réalisation de sa détermination intérieure (y avait-il des potentialités ?), s'avérera une défaite de la femme à valider la progression, à croire, dans le chemin pris par son mari.

D'où, malgré leur travail personnel et de couple, le divorce, avec les obstacles qui se sont levés. Chacun d'eux, revendiquant, reprenant *manu militari* sa liberté, sage ou folle, de poursuivre et construire leur chemin et d'y croire. Il ne faut pas oublier qu'ils ont mené sur celui-ci leurs enfants. Ils devront tant bien que mal proposer ou faire valider pour/à chacun d'eux, la définition de la construction du chemin de leur extériorité. C'est la condition pour que, bien que séparés, chacun suivant sa route, ils puissent les uns et les autres retrouver goût à l'aventure, enfourcher gaillardement leur monture à la recherche de leur destinée.

La conquête de l'Ouest, d'après le titre du célèbre western de Henry Hathaway, ou le *Voyage au centre de la terre*, d'après l'œuvre de Jules Verne, suivant les époques, ou les goûts de chacun, peut se révéler une route longue, périlleuse, semée d'embûches, mais offrant, par-delà les frayeurs et les aléas de la route, hormis des espaces libres et à conquérir, des paysages extraordinaires, un fabuleux espoir.

Soyez prudents, accrochez-vous – à vos ceintures, centaures des temps modernes ? – et bonne route.

Chapitre VII

Cet enfant qui vous permet de vous trouver

J'ai constaté que des parents se retrouvaient *a posteriori*, comme effarés, accablés de tristesse et de désolation, en constatant les difficultés auxquelles ils étaient confrontés face à leur(s) enfant(s). Ils semblent ne pas comprendre, trahis, trompés par la vie ou un mauvais hasard qui s'est abattu sur eux (« et pourquoi pas chez le voisin ? » pensent-ils souvent trop haut lors de leur consultation !). Par tous les moyens, très souvent, ils cherchent à se disculper, se déculpabiliser, par rapport à une situation qu'ils ne savent plus par « quel bout » prendre. Les conseils, les livres, les recommandations en tout genre sur le sujet fusent, comme autant de pistes miraculeuses. Mais, après avoir tenté, telle ou telle méthode, les résultats se faisant attendre ou restant faibles, beaucoup de parents sont arrivés en consultation, chez moi, en ayant déjà essuyé de nombreux déboires.

J'ai reçu en consultation à New York, une femme de trente-neuf ans, mariée et mère de trois enfants, deux garçons de quinze et onze ans et une fille de cinq ans. Elle venait pour son fils aîné qui, disait-elle, ne voulait plus étudier à l'école et avait refusé de retourner dans l'établissement où il était scolarisé depuis quelques années. Elle trouvait son fils « déprimé », manquant d'entrain. Outre le fait qu'il refusait toute participation à la vie familiale, il s'enfermait dans sa chambre de longues heures dans la journée, et il quittait la maison en fin d'après-midi, pour ne revenir que fort tard dans la nuit, fréquentant des jeunes drogués et délinquants connus des services sociaux et de la police.

Après quelques questions concernant le couple qu'elle formait avec son mari, elle me dit à demi mot, combien elle souffrait de son « non-épanouissement » et d'une communication qui lui semblait insatisfaisante. Je lui proposai de s'exprimer sur sa propre adolescence. Au premier abord, elle sembla ne pas comprendre ma question. Je l'aiguillai donc pour la faire parler spécifiquement de la façon dont elle avait été acceptée, écoutée, comprise par ses propres parents. Elle me raconta qu'elle fut en rivalité avec sa sœur cadette, qui, d'après elle, correspondait en totalité aux attentes de ses parents. À l'opposé, elle aurait, du point de vue de ses parents, « eu tous les défauts de la terre ». Elle ne chercha pas à y remédier : cela aurait été se trahir elle-même et elle s'y était refusée. Elle refusa de satisfaire ses parents de mauvais gré. Elle précisa notamment que sa mère la tançait de réprimandes, de remarques, de conseils, dans le but de lui inculquer la bonne démarche à adopter. Mais cette ligne de conduite allait toujours à contresens de l'envie ressentie par ma patiente. De surcroît, le père, un homme fort important et très reconnu, apprécié dans leur entourage, n'avait jamais vraiment le temps d'écouter calmement sa fille, ramenant son travail à la maison et se laissant constamment déranger par des appels téléphoniques qui empiétaient sérieusement sur la vie familiale.

À la fin de la consultation, elle me dit être aussi inquiète pour son deuxième fils. Il ne grandissait pas physiquement, ayant à bientôt douze ans, la taille d'un enfant de six ans, tous les analyses et examens ne révélant pas d'anormalités !

Après un très long entretien, elle eut conscience du fait que la situation que son fils lui faisait revivre était une confrontation à elle-même, lui permettant d'accomplir une délivrance de son histoire personnelle ; ne rejouait-elle pas sa propre difficulté à être acceptée par sa propre mère telle qu'elle était, telle qu'elle est ? Ne cherchait-elle pas à rétablir la communication avec un père qui, bien que présent physiquement, était absent par son manque d'implication personnelle ?

Le non-hasard de la situation à laquelle elle s'est « invitée », à l'inverse de son propre vécu, lui permettait de revivre, de proposer cette fois-ci à son fils d'être acteur de sa propre histoire. Même si le père, par la même loi des inverses, était un homme qui exerçait une profession libérale, travaillait à son domicile et n'arrivait pas à maintenir un lien de communication avec son fils. Que se demandait cette mère ? Peut-être dans un premier temps voulait-elle se permettre d'être une mère acceptant de jouer son rôle de mère, acceptant d'écouter la demande confuse, complexe de son fils ? Peut-être dans un second temps acceptait-elle de se permettre d'agir pour lui, réagissant au mieux de ses intérêts, au cas par cas, dans chaque nouvelle situation qui se proposait ? Elle laissait de ce fait se dérouler la propre histoire de son fils qui lui aussi devait ou non, pouvoir se trouver face à son père ; son père agira-t-il ? Leur fils trouvera-t-il l'élan, le ressort nécessaire en lui pour affronter son père ?

Tout cela est à souhaiter pour le bien de la famille en général et pour chaque membre qui le souhaite. Mais il est avant tout important pour cette mère de prendre conscience qu'elle-même n'avait pas pris, à l'âge de sa propre adolescence, comme son fils y est arrivé maintenant, l'initiative de développer sa propre force active/réactive. Cette force intérieure doit être libérée pour affronter son père, sa mère. Alors, dans cette situation qui se renouvelle, sous l'aspect cette fois-ci de son fils (qui représente « l'esprit », « l'initiative » de sa propre force masculine), cette mère pourra avec patience, compréhension, indulgence et sollicitation, aider son fils et lui proposer de développer sa force de réaction virile, masculine. Elle ne pourra pas le faire à sa place : l'occasion que lui avait donnée la vie est, pour elle, maintenant passée, mais non sans raison. La « sagesse » de la vie lui propose un retour, pour « revenir » sur elle-même, en elle-même, et être source de proposition, pour faire agir son fils.

Maintenant, qu'en est-il du non-contact avec le mari ? Tout comme elle prit conscience de l'existence de ce non-contact entre/chez ses propres parents (par non-communication avec le père et autorité excessive de la mère), elle saisit ce manque dans sa relation conjugale. Pourtant elle dit, au cours de la consultation, avoir rêvé pendant son adolescence de faire un mariage heureux et basé sur une complicité, une communication dans le couple (comme beaucoup d'entre nous, mais cela relevait d'une toute autre acuité chez elle). Par cela, elle venait de réaliser qu'à l'époque, il lui était difficile de pouvoir entendre, comprendre ce « non-couple » intérieur de ses propres parents. Elle s'invitera donc dans une situation de couple, où cette fois-ci, se révèlera de façon tout à fait évidente, douloureuse, vécue de façon souvent insupportable pour elle cette non-communication extérieure de couple.

Ayant un devoir, une responsabilité d'adulte, avant toute autre étape ultérieure dans son chemin de vie, il lui faudra accepter, s'accepter. Ainsi elle pourra développer ses propres forces de réaction dans cette situation, tout en aidant, tout en « transmettant » ce savoir acquis d'adulte, de mère, à ses enfants. Aussi, (indirectement) elle les libérera de son incompréhension initiale dans laquelle elle les fit venir au monde. Elle les délestera du stress qu'ils ressentaient, qu'ils vécurent et qui les handicapaient, bloquant la libération de leur propre force vitale, énergie personnelle, de réaction dans cette situation.

« Recherche parents désespérément ! »

Pourquoi se trouver « grâce » à son enfant ? C'est à mon avis, l'étape à laquelle notre génération des « parents de Mai 68 » a été confrontée. Le premier choix était de laisser les enfants partir dans une véritable débandade, un véritable « lâcher aller », fusant dans tous les sens. Les enfants grandissaient, tels des *Libres enfants de Summerhill** qui se construisaient avec une liberté théorisée par des adultes. Deuxième choix, les enfants grandissaient au « petit bonheur la chance ! », tantôt bien tantôt mal, laissant les parents subir, apparemment, une « loterie » de la vie, plus ou moins subversivement organisée de façon tyrannique par les enfants. Que les uns et les autres aient recherché une évolution, une « révolution » de la relation parent/enfant, soit. Les années Dolto y ont participé et une percée spectaculaire fut faite dans ce domaine. Mais le mouvement ne réussit pas à l'emporter définitivement de façon claire, totalement convaincante ; l'exemple familial de son instigatrice continuant à nous interroger.

Sans conteste, il semble, que grâce à... ce grand chambardement, tohu-bohu, il devint indispensable de partir à la recherche d'un ordre nouveau, d'une compréhension, que les années quatre-vingt allaient tenter de réfléchir, d'élaborer : les années psy !

Aujourd'hui, les médias peuvent nous rebattre les oreilles pour nous laisser croire que, comme un balancier, la relation parents/enfants passerait du « tout psy » à la conduite répressive (ce qui ne manquera pas de s'appeler les années Sarkozy). Cette perception ne répond pas profondément à notre question essentielle, existentielle : comment trouver un rôle, une relation « juste » de parents à enfants ?

Alors, qui recherche qui ? La recherche vient-elle des parents qui se sont trouvés investis d'un rôle trop important pour

* D'après le livre de A. S. Neil, Éditions La découverte, 2004.

eux, d'une mission qu'ils n'arrivent pas ou avec difficultés à circonscrire et qui est souvent vécue de façon insatisfaisante, ou pour le moins stressante ? Notre monde devenu trop complexe ou trop lâche ne leur permet pas, plus, de trouver leurs repères. L'identification à des modèles s'est trouvée malmenée à cause de contradictions, de remises en cause incessantes ! La recherche vient-elle des enfants, largués dans un monde où l'imaginaire et la réalité jouent à « qui perd gagne » ? Ces enfants sont désabusés par un monde vivant dans un perpétuel big-bang technologique, scientifique, social, et par le constat de la difficulté d'adaptation de leurs parents. Aucune règle régissant cette nouvelle donne n'est établie, et ils doivent eux-mêmes élaborer dans cette jungle, des modes, des méthodes de survie.

Être père et mère porteurs de sens

Les parents qui ont dû s'arrêter et se repositionner, se redécouvrir et se « repenser », parce que la grossesse attendue ne venait pas, furent contraints de réfléchir, et entre autres choses, devenir, être porteurs dc sens ; pour le moins de commencer à le définir. C'est « l'avantage » de ces parents dont la grossesse a été, est en souffrance !

Ce jeune couple marié à vingt ans, attendait ainsi que leur famille respective depuis sept ans, « l'heureux » événement. Lors de la première séance où j'ai reçu ces personnes, j'ai posé mes traditionnelles questions visant à vérifier ce que leur questionnaire laissait déjà apparaître, à capter d'autres informations, et aussi à permettre à mes jeunes patients de se détendre, de s'ouvrir à eux-mêmes.

J'ai discerné une certaine inflexibilité de la jeune femme, une présence « trop marquée » de la famille et un certain laxisme du mari qui ne cherchait pas, apparemment, à comprendre toutes les imbrications de ces relations. J'ai alors pu dire, très tranquillement, en fixant intensément la

jeune femme dans les yeux : « accepteriez-vous d'être enceinte ce mois-ci de jumelles ? » Je n'oublierai jamais la colère qui monta en elle, le bégaiement qui l'étouffa. Elle était à la fois rouge de colère et blême, livide, bondissant sur l'avant du fauteuil, comme prête à exploser. Puis la seconde d'après, elle se ressaisissait et tout aussitôt se calait bien au fond, comme pour se cacher dans un trou de souris, passant de l'affrontement feint à la résignation qu'elle souhaitait, sans véritablement se le permettre.
Après lui avoir très gentiment dit « je vous écoute », elle « vida son sac ». Et, pêle-mêle, passant d'une idée à une autre, tantôt comme voulant me convaincre et emporter mon adhésion puis, plus insistante, ironique et cassante, cherchant à se justifier d'avoir accepté ce que les traditions familiales avaient tenté de lui imposer, de force, elle finit par me dire que le premier enfant ne pouvait être qu'un garçon, ou ne pas être !
Je lui fis comprendre qu'elle avait le choix de continuer à attendre, mais que sept années d'insuccès venaient de passer – ce qui ne laissait en rien présager, imposer un avenir mais – ou d'envisager l'avenir différemment. Elle fit contre mauvaise fortune bon cœur et consentit à dire : « d'accord pour la fille ».
Le mois suivant, elle fut enceinte de jumelles !

L'exemple parle de lui-même. Cette jeune femme acceptait, tout en s'y refusant obstinément, les messages, l'éducation, la tradition véhiculés de façon trop prégnante par sa famille mais aussi par sa belle-famille. En bloquant la grossesse, elle se permettait d'exister, de façon transitoire certes, « entre parenthèses » mais dans un « non-projet », ne se définissant pas, n'existant pas. Le projet familial était pour elle un véritable carcan « trop » incohérent, contradictoire, coercitif, ne la laissant pas exprimer dans sa personnalité, par son vécu, sa différence. Elle ne réussit pas, durant ces années d'infertilité, à s'y confronter, à se révéler, à développer sa propre identité, à envisager un autre schéma : eh bien oui, on peut être parent, porteur d'un projet d'éducation, de vie, pour des filles !

« Hormis un garçon, point de salut » est un phénomène que j'ai essentiellement rencontré chez des familles pratiquantes de religion musulmane ou juive, où l'importance du « garçon » sur la fille est encore très marquée. Cela dit, je peux personnellement tout à fait concevoir ce principe, et j'ai même participé à aider des couples dont la demande était « équilibrée » dans son projet à concevoir pour « libérer » un garçon, même en premier.

Pour en finir avec le stéréotype de la « mère juive »

Une imagerie doucereuse, rêveuse, nous renverrait à la traditionnelle « mère juive », (yddish mama, suivant les versions ou les origines) comme l'idéal de la mère protégeant « sa couvée », ses enfants, et se dévouant corps et âme à leurs besoins pour qu'ils se construisent et réussissent brillamment dans la vie. L'auteur, Bruno Halioua tente partiellement, vainement, de nous convaincre qu'il y a une corrélation entre le dévouement poussé à l'extrême, voire obsessionnel, de ces mères et la réussite de leur fils : Amalia Malka Freud, Eugénie Modigliani, Pauline Einstein, Nettie Konisgsberg (mère du réalisateur de cinéma Woody Allen*), etc., pour ne citer que quelques portraits dont il fait l'éloge. Il montre combien elles s'investirent, souvent de façon passionnelle, fusionnelle, dans la destinée de leurs enfants ; mais pourquoi ne pas étudier les cas de Marie de Gaulle, Catherine Eiffel, Randolph Churchill ou Sara Roosevelt ?

---

* Dans *Mères juives des hommes célèbres. Celles qui firent le* XXe *siècle*, Éditions Bibliophane, 2002.

Est-ce que ces mères le firent en leur qualité de mère juive ? Ou, au contraire, ne portaient-elles pas une « rupture », une volonté d'assimilation, de révolte contre la transmission du judaïsme ?

Quelle ne fut pas ma déconvenue de constater, bien que le livre soit facile et agréable à lire en dilettante, qu'une idée pernicieuse et réductrice passait dans ces propos ! En effet, la « différence » intérieure de ces mères était d'être juives, ce qui ne les distinguait en rien d'autres mères d'autres religions, ayant la même volonté de voir leurs enfants réussir. Mais de tous les exemples qu'il « monte en épingle », aucun de ces hommes, aucune de ces femmes « qui firent le XXe siècle » ne transmirent au monde leur spécificité de juifs, leur intériorité ! Y aurait-il eu, au contraire, un arrêt de la transmission de la spécificité de l'intériorité maternelle pour que s'exprime un « génie » s'extériorisant dans ce monde ? Pour le moins, dans ces cas évoqués, tel fut un des facteurs nécessaires à cette réalisation de soi.

Alors pourquoi ne pas avoir évoqué les mères de rabbi Yohanan ben Zakkaï, de Rachi de Troyes-en-Champagne, rabbi Schlomo Itsraki ou du Rambam, rabbi Moshé ben Maïmon, (Maimonide en français) ? Des femmes dont le mérite et le dévouement exemplaires pour l'éducation de leurs enfants dans le judaïsme, en firent des érudits, des exégètes bibliques, dont la renommée en fit des sages qui comblèrent leurs contemporains et dont la sagesse traversa les siècles. Ces « mères juives » transmirent une identité intérieure, à l'image de toutes les femmes du monde à leurs « chères têtes blondes », s'investissant corps et âme à inculquer le patrimoine de leur identité, de la foi profonde qui les anime avec assurance et persévérance..., celles-ci sont les véritables mères, dans l'ombre, à encenser !

Être porteur de sens ?

La réponse à cette question est à l'opposé de ces parents qui se laissent aller à eux-mêmes, coupés de l'interrogation renvoyée vers eux, par leurs enfants. Ceux-ci sont en attente, dans l'expectative, pour se réaliser, de recevoir une explication, une direction, un sens proposés par leurs parents. Être porteur de sens serait peut-être, dans un premier temps, avoir cherché à donner un sens à sa vie, et le proposer, l'exposer, le discuter – dans l'acceptation de sa forme extérieure, mais pas dans son fond, qui ne regarde, n'intéresse que la personne elle-même – en juste retour à ses enfants, avec ses enfants. Il s'agit d'une première démarche, en attendant une ultime étape, où les parents pourraient aussi proposer un sens à la vie de leurs enfants ; je reviendrai sur ce point.

Les difficultés de l'enfant et l'épanouissement des parents

Je reçois des parents en demande d'aide face aux difficultés révélées de leur(s) enfant(s). Dans un premier temps, j'essaye personnellement d'entendre ce qui s'est « bloqué », « grippé » dans le processus spécifique à la vie de ce couple. Alors je peux diagnostiquer, identifier cette non-transmission à leur(s) enfant(s), ou cette transmission qui s'est inversée, vrillée, créant un blocage à la vie. Je propose systématiquement à ces parents de se « retourner », se retrouver face à eux-mêmes. Je pars du principe que j'ai acquis par mon expérience professionnelle et qui s'est vérifié à maintes reprises, qu'une prise de conscience plus « juste », plus « réelle » des parents, libérait « une énergie de vie » bénéfique, favorable au prompt rétablissement, à l'épanouissement de leurs enfants. Ainsi miraculeusement, chacun de son côté, parent et enfant, reprend le fardeau qui lui appartient, qui re-réparti est moins lourd à porter. Alors des solutions de part et d'autre fusent, s'éveillent, s'ébrouent et se mettent en marche. Les uns et les autres trouvent tout avantage à pouvoir se regarder différemment et à ne plus se confronter vainement à cette problématique que la vie leur a réservée. Ils agissent plus librement, spontanément. Au-delà de cela, ils développent de nouvelles initiatives, jusque-là bloquées, non percevables ou non envisageables, choisissant des chemins qui leur sont personnels et qui déclenchent des chaînes de réactions positives qui les libèrent.

Un couple de New-Yorkais est venu me consulter pour deux de leurs enfants, le premier âgé d'une quarantaine d'années, divorcé depuis quelques années et ayant eu deux filles et un garçon, puis le dernier de leurs six autres enfants, un fils d'une vingtaine d'années marié depuis plus d'un an et dont la jeune épouse semblait confrontée à une difficulté de grossesse.

Le fils aîné, après sa difficile séparation était revenu vivre chez ses parents et menait une vie désordonnée, ne travaillant que très occasionnellement, passant des heures dans les bibliothèques et rendant de menus services communautaires. Il pouvait « oublier » de rentrer dormir, laissant ses parents inquiets ou obligés de partir à sa recherche à point d'heure dans les rues de New York.

Le dernier de leurs enfants, peu après son mariage, s'était éloigné de ses parents pour construire une intimité de vie retranchée avec sa jeune épouse. Les parents eurent vent de difficultés relationnelles, dans ce couple en cours de formation. Leur opinion était que, très certainement, leur fils se montrait trop autoritaire, vis-à-vis de son épouse, cherchant à lui imposer son rythme et ses conceptions de la vie. D'après les beaux-parents, la jeune épouse avait des règles permanentes, que les médecins et gynécologues n'arrivaient pas à stopper, y compris avec des traitements hormonaux.

La demande de « bonne santé », de mieux-être de ces parents, pour leurs fils, était de façon encore détournée, leur volonté inconsciente ou dont la conscience commençait à poindre en eux de régler une difficulté que le couple avait rencontrée à la venue de ses enfants. Mais ils n'arrivaient pas à faire le lien. Cela est tout à leur honneur d'avoir entamé une démarche pour le comprendre, pour les comprendre et finir par se comprendre intérieurement. Bravo.

Mon intervention avait d'abord permis, à ce couple, de regarder les affrontements que tous deux avaient vécus, et les « bricolages », « rafistolages » qu'ils avaient faits dans les débuts de leur vie de couple pour parer au plus pressé, pour faire face, tant bien que mal, aux circonstances et aléas de la vie : le travail, l'argent, le couple, etc. Ce fut ainsi. Alors, ils s'en sont expliqués longuement, mais ils ont, aussi, réussi à se trouver personnellement l'un et l'autre, face à eux-mêmes, pour enfin se pardonner l'un à l'autre.

De cette première étape, ils redémarraient dans la vie, dans une nouvelle vie de couple, revue, corrigée, « décabossée » à l'extéricur, pour se permettre de se proposer de vivre, aussi, une vie de couple intérieure, ce qui était leur projet initial commun, avoué ou non. Le couple de leur personnalité intérieure pouvait commencer à balbutier, prendre un nouveau sens pour s'ébranler dans un chemin de vie à découvrir.

Cela leur permit de revenir à leur demande première : voir la santé, l'équilibre personnel de leur fils aîné s'améliorer, mais aussi de voir s'équilibrer la vie de couple de leur dernier fils, pour permettre d'accueillir la venue d'un enfant. Cette transformation du couple en proposant une sérénité de vie retrouvée, chez eux, permit à l'aîné, comme redevenu l'enfant à la maison des parents, de recouvrer son équilibre intérieur. Ce fut un véritable traitement à son instabilité intérieure. Mais d'autre part, leur nouvelle place de parents permettait à leur dernier fils de percevoir l'évolution, le changement de vie de couple et lui donnait un exemple d'une transformation réalisable. Cela lui « insuffla » dans son intériorité un rééquilibre, un apaisement indispensable à son évolution.

Ils le feront sans vous !

J'ai essayé de mettre en évidence que, lorsque les parents font venir au monde des enfants de « conflits », ceux-ci représentent l'extériorisation, la mise en évidence, de leurs conflits intérieurs non encore réglés. Les parents invitent la venue d'enfants qui vont leur faire vivre une situation inverse, dans des mouvements de contractions, comme celles de l'accouchement, mais cette fois-ci mentaux, psychologiques, afin de les libérer de leur(s) coincement(s).

L'évolution des « temps », des compréhensions, des mentalités, des « âges » (est-ce cela que l'on appelle *New Age* ?), fera comprendre à certains de ces enfants qu'ils sont venus au monde et portent en eux une tension, un blocage mental, psychologique, qui peut aussi avoir touché leur corps physique. Il s'agit néanmoins d'un potentiel de libération inhérent, propre, à leurs parents. Ceux-ci l'auront-ils réalisé ? Nous le souhaitons tous.

Ces enfants pourront s'en affranchir en acceptant de regarder ces blocages induits par leurs parents, continuer à se trouver et mettre fin à une chaîne de reproduction de ces blocages ; ils s'en détacheront.

Mon avis, aujourd'hui, me réservant une possibilité de voir évoluer ma réflexion dans l'avenir, est qu'il me semble que ces enfants resteront « marqués » de ces codages mentaux et qu'ils continueront à en porter la « limitation » dans leur vie (cette vie là ?) ; mais les ayant compris, décodés, neutralisés, ils seront en mesure, bien que toutefois handicapés par ceux-ci, de pouvoir vivre avec. Ils pourront d'une part libérer leurs parents de leur blocage mental, de l'incapacité dont ils auront fait montre, n'ayant pas pu, su eux-mêmes décrypter ces messages. D'autre part, cette chaîne interrompue de reproductions, de blocages, de « malédictions », deviendra « bénédiction » pour la génération à venir, avenir ! Bien loin de la culpabilité judéo-chrétienne qui a imprégné nos éductions, c'est une véritable joie, un accouchement mental, libérateur d'énergies, d'espoirs qui sont ressentis par l'enfant qui se libère de ses chaînes mentales qui le gardaient prisonnier, à l'intérieur de lui-même, de ses parents. De plus, ces enfants apporteront une joie intérieure à leurs parents... « Mon enfant a compris, il sait. »

Moi-même, j'ai fait venir au monde des enfants de conflits. J'ai conscience que ma mission est maintenant de pouvoir les accompagner, tranquillement, patiemment, avec amour et sérénité. Mais cette qualité de guide comporte des limites du fait qu'eux et moi, leur mère, en portons les marques, et que tous ensemble nous les partageons.

Déjà, l'enfant n'est plus plongé dans les limbes ténébreux de l'accouchement ou les douleurs physiques ressenties qui lui font perdre la perception des niveaux de conscience d'où il vient et qui le baignaient. Il se trouve non seulement limité par les contingences de ce monde, notre monde physique, mais de plus, il ne trouve pas en face de lui, pour l'accueillir, des parents bien aimants, conscients de leur limitation et blocage. Ils ne sont pas éclairés de cette conscience, de leur rôle de passeur : « bien que le chemin soit long, bien que la route soit difficile, sache que j'ai pris le temps, la patience, et que je suis prêt à t'accompagner sur cette route que nous allons faire ensemble » ; cette route où ensemble nous avons, parents et enfants, un chemin à faire, à comprendre, à partager, chacun à son niveau, chacun pour lui-même, mais avec, grâce, face à l'autre.

Cet enfant : « l'éducateur, le libérateur de notre intériorité »

J'ai réussi à mettre en évidence, pour moi, dans un premier temps puis avec les patients avec lesquels j'ai travaillé, que l'enfant, même né de conflits, à partir du moment où il est « reconnu » par l'un ou l'autre, ou mieux encore, par ses deux parents, devient source de compréhension, d'éclairage, de communication, pour ses parents. En effet, dépassé le premier dérangement de l'acceptation de l'enfant tel qu'il est, avec ses limitations, ses faiblesses et ses forces, les parents reçoivent en retour, en effet réflecteur, en effet miroir, en « onde de retour », une réflexion d'eux-mêmes !

Comment découvririons-nous notre intériorité sans nos enfants ?

J'ai travaillé avec un couple, parents de six garçons. L'aîné, âgé de quatorze ans commençait à montrer des signes extérieurs de « rébellion » face à l'autorité paternelle, scolaire (révolte de l'adolescence ?). Le père autoritaire élevait la voix, tentant/se montrant menaçant pour se faire écouter, et essayer de garder sa place de père (vue à ses yeux). Lorsqu'un matin, excédé, et pensant avoir tout essayé pour faire se lever ses garçons pour qu'ils partent et arrivent à l'heure à l'école, ce père a renversé un verre d'eau sur son fils aîné encore au lit ! Celui-ci s'est levé comme une furie, a empoigné violemment son père, le menaçant de le frapper, de se battre avec lui et d'appeler la police ! Face à cette réaction manu militari, du fils aîné, apparemment longuement couvée, intériorisée, réfléchie, le père fut stupéfait, à moitié sous le choc.
Était-ce « la goutte d'eau qui avait fait déborder le vase » ? Toujours est-il que les positions s'étaient affranchies.

C'est l'exemple typique d'une situation qui lentement mais sûrement s'était envenimée et qui, au détour d'une situation courante de la vie, avait laissé le père, comme hébété. Il s'était retrouvé confronté à lui-même, penaud vis-à-vis de son épouse, déconcerté dans son rôle de père face à sa croyance personnelle, et devant, sans se « rompre » personnellement, arriver à se retrouver. J'avais fait réfléchir ce couple et tenté de faire comprendre à ce père mais aussi à cette mère, dans son « absence de rôle » ce qui se rejouait. Le père, fils unique, réussit à entrevoir, puis à exprimer, combien il avait ressenti le fait d'avoir été manipulé, souvent de façon humiliante, par sa propre mère. Il lui avait été, à l'époque, impossible de réagir face à elle, ni de solliciter une réaction, un soutien de son père qui avait préféré être « aux abonnés absents ».

Il raconta à la fin de la séance qu'une des « seules » choses sur laquelle son père avait insisté et pour laquelle il l'avait encouragé était qu'il s'inscrive dans une école d'arts martiaux et de sports de combat. Il devint même enseignant dans ces disciplines. Que d'agressivité détournée, mais qui s'est aussi retournée contre lui, à un moment auquel il ne s'attendait pas et de la part d'une personne qu'il ne pouvait soupçonner d'un tel geste : son fils ! Nouveau démarrage pour ce père.

J'ai reçu le père de trois garçons de quinze, douze et neuf ans. Il occupait des fonctions importantes dans une grande entreprise française, travaillant et habitant à Paris, seul, plusieurs jours par semaine et rentrant dans sa maison en province, en fin de semaine, pour retrouver sa femme et ses enfants. Malgré ses présences sporadiques, il dépensait une énergie « folle » à pousser ses trois fils à faire du sport de compétition, ne ménageant pas ses efforts pour organiser des tournois contre des grandes villes de France, ayant conçu un site web pour le club..., emmenant, femme et enfants dans cette expédition. Les résultats de ces fils devenaient moyens, décevants pour lui certainement. Alors, que se passait-il ?

Il accepta de prendre conscience que tous ses efforts, au demeurant fort louables et partant d'une excellente intention éducative de père, le ramenaient, l'invitaient à se remémorer combien sa propre mère s'investit pour lui fils unique. À maintes reprises, elle lui dit que c'était « au détriment de sa propre évolution de carrière » mais pas sur le ton du reproche, au contraire pour l'encourager à poursuivre ses efforts et à réussir une brillante scolarité. Lui rêvait de se laisser aller à peindre, à étudier la peinture et la musique, pendant ses temps de loisirs. Ce fut une véritable émotion salvatrice qui l'inonda lorsqu'il en prit conscience, surenchérissant, et de sortir ses blocs-notes qui l'accompagnaient durant ses longs trajets en train, couverts de ses dessins qu'il « croquait » en écoutant, baladeur rivé aux oreilles, de la musique classique.

Retrouver une douce rêverie, libératrice de son énergie personnelle, canalisée avec sa sensibilité, en lieu et place d'une énergie « trop » débordante de masculinité surinvestie pour ses fils. Il conclut notre séance en racontant l'anecdote qui venait de se passer. En compagnie de son épouse, il avait fait passer à son fils aîné une visite médicale, nécessaire à sa classification dans une certaine catégorie de licence sportive, et il me confia qu'il fut troublé, plusieurs jours durant, d'avoir vu que son fils, bien qu'âgé de quinze ans, n'avait pas les signes extérieurs de puberté. Maintenant il comprenait, se comprenait.

En acceptant notre intériorité, nous libérons
la réussite de nos enfants !

L'importance est le long chemin que chacun de nous peut avoir fait pour trouver, accepter son intériorité, quels que soient les itinéraires parcourus, du développement personnel aux pratiques d'analyses, de médecines alternatives ou autres et qui ont occupé de longues années de nos vies ; étiez-vous mariés et alors avez-vous entamé une démarche solitaire ou de couple ?

Aviez-vous déjà des enfants, avant, pendant, ou sont-ils nés après ? Incontestablement tous ces éléments influent sur les enfants que vous avez, mais l'évolution d'un homme, d'une femme dans leur vie passe par des étapes de construction ; chaque étape est importante car elle est constitutive de la personnalité, qu'il y ait eu union libre ou rencontre sans lendemain, qu'il y ait eu mariage ou divorce, remariage..., les combinaisons sont multipliables à l'infini, et là n'est pas l'important. Il me semble, en revanche, très utile de trouver le lien de cohésion, entre toutes ces étapes et de ne pas tomber dans d'inutiles débats de comparaison, d'évaluation..., de regrets.

J'ai reçu un jeune homme de vingt et un ans, marié depuis un an et demi et qui était déjà désespéré de sa relation de couple. Sa jeune épouse était repartie vivre chez ses parents à l'étranger, prendre du recul ou « prendre le large ». Il hésitait à se réinvestir dans la relation, oscillant entre la perspective de la venue d'un enfant qui pouvait améliorer leur relation (comment ?) et la difficile décision de divorcer. Ses parents, des proches étaient intervenus, auprès de moi pour m'inciter, pensaient-ils, à infléchir mon diagnostic, pour tenter de remettre ce couple ensemble, coûte que coûte ; préféraient-ils ne pas penser, affronter, ce qui leur paraissait être le pire ?

Le jeune homme raconta qu'il fut le dernier d'une famille de quatre enfants. Sa mère était tombée malade, peu de temps après son accouchement, restant faible quelques années, jusqu'à ce que soit détecté un cancer. Puis il se souvint que tout jeune enfant de cinq, six ans, il avait été témoin des souffrances de sa mère pendant la chimiothérapie et les lourds traitements ainsi que les périodes de fatigue et d'abattement. Puis il mentionna l'absence, la distance, qu'il ressentit de la part de son père. Il se remémora la séparation du couple de ses parents, mais aussi, coup sur coup, les mariages « précipités » de son grand frère, puis de sa sœur cadette, « fuyant la maison », y laissant un vide encore plus pesant pour lui. Son autre frère le précédant de quelques années étudiait comme pensionnaire dans une institution.

Quelques semaines après cette séance, ce jeune homme m'avait informé de son divorce, et un an et demi après, il m'écrivit une lettre pour me remercier et me faire part de la joie que maintenant il ressentait de « s'être trouvé », y compris dans cet épisode complexe et tortueux qu'il avait vécu.

La souffrance de « son enfant intérieur » avait été délivrée de cette étape-là.

J'ai suivi sur quelques séances un homme qui s'était marié une première fois très jeune et avait rencontré de nombreuses difficultés à accepter que sa jeune épouse soit enceinte de lui, ne se retrouvant pas dans la fille qui naquit. Il entreprit un divorce convaincu de la culpabilité d'adultère de sa femme. Quinze années après, il sera prouvé légalement qu'effectivement ce n'était pas son enfant légitime. Cet homme s'est remarié, une deuxième fois, ayant trois garçons et une fille. Après vingt ans de vie commune, le couple s'est séparé.

Après avoir fait un long travail personnel, y compris en couple, par la suite, avec sa seconde épouse, il lui fut plus difficile de se trouver face, avec ses enfants lors de son second divorce. Dans la réflexion que je lui avais fait mener, il comprit, qu'à l'image inverse de son propre père ayant réussi à travailler durement, échelonnant sa progression dans la société, mais s'affrontant seul face à lui-même, il n'en demeurait pas moins que lui, en tant que fils unique, n'avait pas perçu, compris, échangé avec son propre père, un chemin de vie commun, parallèle. C'était le point fort qui ressortait et il découvrit à, pour lui-même, aussi que la complicité apparente, « extérieure » de sa mère, était plus pour avoir abdiqué de son rôle personnel, se vouant aux bons soins du couple, de la famille. Je dirais dans le langage qui est le mien qu'elle ne s'était pas obligée à s'investir, à se dévoiler personnellement, intérieurement, ou pas de façon suffisamment explicite pour son fils.

C'est une partie du chemin qu'il fit pour trouver sa propre réflexion, sa pensée, en opposition au manque d'investissement personnel qu'il avait ressenti chez sa mère. Puis, il décida de redevenir, comme il le fut à l'adolescence, un leader de groupe, dans sa profession, et il accepta d'entrer en dialogue, de construction, de respect et d'écoute mutuelle avec ses enfants. Non seulement, il termina la procédure de divorce qui traînait depuis plusieurs années, mais de plus, les recours en justice et les demandes sans fin de l'ex-épouse « au profit des enfants ! », cessèrent car les enfants prirent eux-mêmes un avocat pour défendre leurs intérêts en concluant une négociation entre parents, avocats et juges !

Le père fut « gagnant » (hormis la fin de ses déboires juridiques), car il fut reconnu par ses enfants, qui par « miracle » réussirent brillamment dans leurs études et projets de vie. Ceux-ci aiment à venir, spontanément, se retrouver en communication, en confiance, en confidence avec leur père.

Le père, et indirectement la mère, furent source de réussite pour leurs enfants.

Chapitre VIII

Vers la venue d'autres enfants : ceux-là ne seront pas des clones !

Rassurez-vous quand je dis « la venue d'autres enfants », je souhaite vous parler des enfants en tout point comparable aux vôtres, aux miens, en chair et en os, avec un corps et une tête, « bien sur les épaules ! », une bonne frimousse et une bonne dose d'imprudence, d'insouciance non feinte et de provocation pour vous mettre à l'épreuve : bref, des enfants !

Je laisse bien volontiers le rôle d'oiseau de mauvais augure, aux médias qui se chargent de nous montrer des *Elephant Man* des temps contemporains, d'après le titre du film de David Lynch. Ces enfants sont génétiquement transformés, devenus de véritables robots... La liste des inventions les plus incroyables ou barbares s'allonge avec la parution de chaque nouveau film, plus ou moins touchant, du style *l'Intelligence Artificielle* de Steven Spielberg.

Il serait intéressant de comprendre le lien qui doit exister entre nos enfants et la vision angoissante d'enfants perdant leur humanité pour devenir des jouets robotisés, disloqués, en perdition entre les mains d'hommes, « scientifiques », scientistes aussi farfelus, qu'écervelés, hantés par de bizarres projets, dont les élucubrations nous éloignent de l'image de nos enfants chéris, désirés et attendus. Il me semble que cela doit servir, en quelque sorte, à exorciser l'angoisse d'adultes, de plus en plus coupés de leur intériorité et depuis bien longtemps ayant rompu la relation avec leur propre enfant, ayant largué les amarres (à moins qu'ils n'en aient eu marre !).

Eh bien, la venue d'autres enfants, celle à laquelle j'assiste, en accompagnant les couples qui viennent en consultation, est tout autre ; une chose est bien sûre, ce ne sont pas des clones !

Nos enfants des clowns tristes ?

Qui n'a jamais fait le surprenant constat d'une inquiétante transformation de l'enfance, entre celle racontée, par exemple, par Marcel Joffo, dans *Un sac de billes*, et celle de nos tendres rejetons, qui ne risquent pas de s'écorcher les genoux ou de déchirer leurs pantalons courts, tant ils restent vissés inlassablement devant leurs consoles de jeux vidéo, micro, portable ?

J'ai entendu un père, né en Tunisie il y a plus de cinquante ans, raconter le jour « solennel » de la communion de son fils. Au moment du repas, organisé pour l'événement, il dit s'être levé et avoir dit devant toute l'assistance, incrédule, médusée mais captivée : « Je me souviens de ma communion, il y a trente-huit ans, dans le petit village de Tunisie où nous habitions. À l'occasion de cet événement, ma mère et mes tantes se sont réunies la veille, et elles ont cuisiné un kilo de riz, un sac de pommes de terre, deux kilos de viande hachée pour préparer des boulettes pour cent personnes, des salades cuites avec quelques tomates, des oignons, des pois chiches. Que tout cela était fort simple ! Puis, le matin même, elles ont apporté au four communal une fournée de pain et une plaque de gâteaux à faire cuire ; c'était cela ma communion. On avait invité tout le village et nous nous sommes vraiment réjouis. » Il continua en demandant : « Aujourd'hui, pour toi, mon fils, je ne sais pas si tu garderas la même joie de ta communion, que celle que je ressens encore de la mienne, mais le repas de ce soir pourrait être celui d'un mariage : les cocktails, les amuse-gueule, les entrées, les poissons, tous ces plats de viandes, ces gâteaux..., l'orchestre, l'animateur, le disc-jockey, les photos, la vidéo..., les tonnes de cadeaux. »

Voilà le problème posé : est-ce que nos enfants sont heureux avec tout ce qu'ils possèdent ? Avec ce qu'ils demandent et ce que nous leur donnons ? La réponse est non. Pour s'en convaincre, il suffit d'interroger votre enfant sur ses dernières vacances, sur ses cadeaux d'anniversaire ou de Noël. Immanquablement, il commencera par dresser la liste exhaustive. N'aura-t-il pas la délicate provocation d'y ajouter quelques exagérations de « son cru » afin, uniquement, de bien vous montrer quelles sont ses « vraies » valeurs de références et les attentes déçues qu'il prend comme un affront, dont il vous fait grief de façon à peine voilée!

Quant à vous, chers parents, qui n'êtes pas complètement tombés dans l'achat, la « gadgétisation » de vos enfants, reconnaissez que vous avez bien dû céder « du territoire » sur quelques loufoqueries, allant du vêtement, au dernier « accessoire » branché et indispensable à votre enfant, mais tout aussi incongru qu'insupportable... Ne cherchez pas lequel, cela change assez fréquemment, et contre toute logique ou attente, il n'y a rien à réfléchir ou à comprendre, en continuant par les coupes de cheveux, etc.

Il vous, nous, sera difficile d'entendre que peut-être nos chers adolescents, insolents de plus en plus jeunes de surcroît, exhibent devant nos yeux notre choix de baser notre rapport avec eux sur une relation du paraître. Ils nous renvoient à leur façon, revue et corrigée, mais quelque peu écornée, écorchée (assez vivement à mon goût !) à une relation basée sur l'authenticité : sommes-nous capables d'une relation où nous puissions être vrais, à côté/face à eux ? Vrais dans ce que nous sommes, vrais dans qui nous sommes.

Vous seriez tenté de vous consoler, de vous réconforter car le look ou l'attitude de vos enfants n'est pas si dramatique que cela ! Seriez-vous en train de négocier avec votre définition, normalisation du paraître, et sacrifier le « par être » ?

En effet, peut-être avez-vous eu la chance d'être comblé par la vie de façon innée ou peut-être avez-vous réfléchi et vous êtes-vous transformé, bonifié, afin de réaliser et d'exprimer une cohérence extérieure, sociale, professionnelle, de couple ? Alors si cet équilibre extérieur fait bon ménage, autant que faire se peut, avec votre être intérieur, vous avez toutes les chances pour que vos enfants ne « vous en fassent pas voir de toutes les couleurs ! ». Sinon...

De nouveaux parents : enfin, ceux qui le voudront !

Sinon... il est impossible de changer le « programme », le *hard disc*, la conscience avec lesquels les enfants sont programmés à leur venue au monde ; tels qu'ils ont été conçus, tels ils sont, tels ils seront, se révéleront. Le travail réciproque et conjoint, en parallèle, et seul, des parents comme des enfants permettra d'influer, dc modifier, de faire ressortir ou d'utiliser au mieux la situation donnée, donc de bonifier, en fin de compte. J'espère vous avoir convaincu que « c'est l'enfant (le vôtre !) qui vous permet de vous trouver. » Chacun de vos enfants fera appel à des aspects différents de votre personnalité.

L'enfant qui « atterrit » dans telle famille doit, pour se trouver, faire avec ses limitations, ses conflits, ses difficultés. Il est aussi chargé de tous les potentiels positifs afférents. Les parents ont invité cet (ces) enfant(s) à être les leurs (être des leurs !) pour permettre la mise en situation détonante, aussi étonnante soit-elle !, pour que l'alchimie se crée lors de cette réunion. De même que l'enfant, les parents devront aller à leur propre rencontre, et en s'acceptant, en se donnant sens à eux-mêmes, à travers leurs enfants, ils dévoilent et construisent leur intériorité d'homme et de femme, de parents qui vont construire l'extériorité de leurs enfants. Lorsque ces mêmes parents se seront mis en marche, dans une dynamique d'équilibre en perpétuel mouvement, intériorité/extériorité de leur être, ils seront source de « bénédictions », dans le sens, qu'ils influeront favorablement tout en restant passifs, pour être un pôle d'énergie positif. On dit « qu'ils émettront de bonnes ondes », des ondes favorables, permettant aux enfants de se diriger, par eux-mêmes dans leur vie.

Si vous avez construit, constitué votre vie de différentes strates, avec plusieurs partenaires, avec des enfants tout aussi différents, j'espère que vous aurez pu accepter. Cela participe à éclairer d'une logique que vous vous devez de décrypter, pour vous, à vous-même. Chaque « chose », chaque élément, chaque événement extérieur crée une contingence qui est « à sa place ». Je pense qu'il est souhaitable que vous fassiez un effort de recherche, de compréhension.

> *J'ai travaillé deux séances avec un jeune couple de vingt-six ans, marié depuis trois ans. J'avais compris que l'un et l'autre n'avaient pas rencontré de difficultés face à leurs parents. Le déclenchement du travail se fit lorsque je leur dis, sur un ton monotone : « ce que vous recherchez est de former le même couple que vos parents, de mener la même vie. Alors pourquoi chercher à avoir des enfants puisque vous êtes là ? Vous-mêmes, ne restez-vous pas leurs grands enfants ? »*

Vous connaissez ma réflexion qui fonde ma théorie, au fil des lignes de cet ouvrage, selon laquelle : la chose et son inverse procèdent du même principe et produisent le même effet. Ceci est vérifiable encore une fois, c'est-à-dire que des parents qui ont dû se battre avec leur couple intérieur et extérieur (avec eux-mêmes, avec leur conjoint), se sont très probablement séparés pour évoluer, et leurs enfants ont suivi, tant bien que mal, ces péripéties. Mais un couple qui n'avait pas à se « frotter » à l'image du couple parental parce qu'il fonctionnait en apparence correctement, peut l'empêcher de se définir. Cela peut être un paramètre suffisant de stérilité temporaire. En effet, ne cherchant pas une exploration, ne cherchant pas à se « remplir » d'une vie intérieure, le couple ne laisse pas de place à l'enfant à venir : au questionnement à venir !

J'ai bien conscience qu'il doit y avoir des couples, issus de parents qui, eux-mêmes, ont construit un couple bâti sur l'amour réciproque, sur la construction de soi et qui, en parallèle, ont mis au monde des enfants nés de ce « grand » équilibre. Mais cela n'est pas une « assurance vie tous risques ! », car malgré tout, des affrontements que la vie réserve peuvent ressortir, venus « d'on ne sait où », laissant la place au « Grand Tout », pour organiser la source de la vie avec des règles qui peuvent échapper à notre entendement, à notre logique d'hommes. Quand bien même : à tous ces couples, bravo.

Lorsque les parents se séparent, se « réparent »

Voici mon point de vue d'observateur, limité aux hommes et femmes spécifiques que je reçois, avec toutes les segmentations de population que cela implique, sachant que la théorie que j'ai dégagée n'est pas généralisable, en l'état, sans autres études, statistiques... Mon observation est celle-ci : des parents, aujourd'hui, eux-mêmes nés d'un conflit parental non traité, reproduiront, induiront chez leurs enfants ce même conflit s'ils ne le travaillent pas. Pour être tout à fait exhaustif, un couple n'étant pas une fonction linéaire dans le temps, il peut se produire que certains enfants, d'un même couple, nés dans une période de conflit du couple porteront les stigmates de celui-ci, tandis que des frères ou sœurs, de ce même couple, nés dans des périodes d'entente, de construction positive du couple, n'en porteront pas les marques. J'ai fait ce constat à de nombreuses reprises.

Lourd héritage transmis, heureusement cela n'est pas génétique, mais dont les données, les paramètres sont analysables, assimilables, et de ce fait, laissent présager un avenir modifiable.

C'est dit. Avec tous les grincements de dents, les haussements d'épaules, les clignements d'yeux, les démangeaisons, les instabilités, les irritabilités que cela peut provoquer chez vous !

Des statistiques de l'INSEE, aux études sociologiques sur l'évolution du mariage dans notre société, en passant par la compréhension psychologique, l'importante littérature, la presse et les médias, la désacralisation du mariage, beaucoup a déjà été dit sur ce sujet.

Progressons à l'aide d'un exemple :

J'ai reçu un jeune couple après deux ans de mariage et pour qui rien ne marchait plus. Il semblait que l'un et l'autre ne se soient attirés que pour mieux se repousser après. Ce qui allait bien avant était devenu terreur, après le mariage, bien sûr. La jeune femme, fille aînée d'une famille de cinq enfants, semblait avoir pris la place du père et de la mère. En effet, les parents, bien que responsables et sérieux, étaient quelque peu évanescents, impalpables, en tous les cas pour cette jeune femme qui développa un caractère opposé. Par réaction peut-être, elle était devenue très autoritaire, prenant « trop » en main les situations, les décisions, les comptes du jeune couple. Était-ce par réaction ? Était-ce une libération ? Ce jeune couple, en venant solliciter mon écoute, mon aide se fit violence pour dire, expliquer, que leur couple ne pouvait pas fonctionner, car le mari s'était découvert homosexuel, à travers, grâce à, leur mariage, rencontre.

Il fallait pour chacun d'eux vivre cette situation, cette explosion et leur permettre de se retrouver. Cela permit au jeune homme de se rendre compte, entre autres points, combien sa propre mère « portait le pantalon » dans le couple de ses parents, et que son père, enseignant, très investi dans son travail, s'était enfermé dans son monde, se coupant aussi de l'investissement à une relation à son fils. Je leur avais conseillé d'entreprendre une démarche thérapeutique ; ce qu'ils firent l'un et l'autre. Deux années après ce divorce, j'ai reçu une chaleureuse invitation de la jeune femme et de sa famille. Elle se mariait à nouveau, et ils souhaitaient me faire partager cette joie et me faire participer à leurs réjouissances. Voulaient-ils se dire, combien ils traversèrent des moments pénibles, dont ils ne comprirent le sens qu'*a posteriori* ? Probablement.

J'appris, qu'après quelques années difficiles, le jeune homme aussi se remaria.

J'ai suivi, vécu de nombreuses situations identiques à celle-ci, où un premier mariage mettait en évidence des difficultés lourdes à dépasser, pour/par la suite, après un travail de réflexion sur soi, les personnes arrivaient à se construire avec plus de réussite et à jouir d'une tranquillité, d'une satisfaction personnelle, intérieure, mais aussi de couple.

... et ça repart !

Est-ce une explication rationnelle que de dire : notre génération qui vit une tentative d'expression de soi est potentiellement plus sujette à affronter une situation de divorce ? Je suis convaincu que cela est vrai, aussi bien pour celles et ceux qui cherchent à se développer personnellement et prennent la décision de se séparer, lorsqu'ils ont « exploité » tous les potentiels d'une relation, que celles et ceux qui, par facilité, décident de divorcer.

Mon travail de consultation m'a davantage amené à rencontrer des hommes et des femmes qui cherchaient, plus ou moins adroitement à se trouver, que des jouisseurs de la vie, des épicuriens, qui ne cherchent qu'à profiter plus demain qu'aujourd'hui, sans autre forme de procès. Pour ceux-ci, les questions existentielles sont le dernier de leurs soucis.

J'ai rencontré lors de deux séances, une jeune femme de vingt-sept ans, l'aînée de deux filles. Sa propre mère s'était cherchée pendant des années, à travers des analyses auxquelles elle n'arriva pas à mettre un terme. Elle avait cette attitude tout en poussant sa fille à persister dans son choix de métier artistique, s'étant elle-même niée, refusant de se révéler à travers la peinture, malgré des dons réels. La jeune femme reproduisait inconsciemment le même principe, n'arrivant pas à exprimer sa personnalité et restant à dépendre financièrement de ses parents. De plus le couple des parents, dont la mère seule cherchait à se trouver, allait de crise en crise les menant fréquemment au bord de la rupture.

Je ne crois pas que ce soit un sacrilège de regarder et de pouvoir dire, faire le constat, que nombre de nos parents ont maintenu leur couple extérieur, évitant souvent de justesse le divorce, (et souvent motivé ou esquivé sous le bon, le mauvais prétexte de sauvegarder leurs enfants), au prix de leur non-expression, mais aussi du sacrifice de l'épanouissement de leur intériorité. Le pouvaient-ils ? En avaient-ils les moyens et le recherchaient-ils ? Combien ai-je suivi d'enfants dont les parents en léthargie de leur extériorité et ayant fait le deuil de leur intériorité depuis de nombreuses années, laissaient des enfants affronter des souffrances, vivre des écueils abyssaux. Puis ils arrivaient à faire rejaillir la sève, puis un bourgeonnement de leur vie.

Dans le cas de cette jeune femme, il aura fallu deux séances pour lui faire comprendre que les situations sont créées par des tensions qui s'opposent : couple parents/enfants, couple de la mère et de la fille encore en chrysalide. Face au blocage de l'expression de sa fille, la mère ne se rendait pas compte de sa responsabilité. Malgré la sincérité dc ses actes, la mère inhibait la fille. En donnant une différence de potentiels, la jeune fille pouvait laisser libre champ (un champ magnétique), mais aussi le champ libre, la voie libre à son expression artistique.

C'est volontairement que dans ces pages, dans ces lignes, je ne parle pas des jeunes qui ont dû construire une image d'eux-mêmes, puis par la suite de couple aussi, lorsque l'image parentale fut destructive, aliénante, annihilante. Dans les cas de meurtre, viol, prison, drogue, etc., les histoires et situations rocambolesques ne manquent pas, et j'y ai été, j'y suis confronté. Ces dernières, pour ma pratique pour le moins, demeurent du cas par cas et ne supportent pas une généralisation voire une vulgarisation. Il m'est arrivé de faire rejaillir de la souffrance, un projet de vie « particulier », « fantastique ». Cela ne justifie en rien les difficultés et les entraves rencontrées au cours de la vie, mais une fois surmontées, dépassées, une véritable force de vie se libérait.

Un divorce de « l'extériorité » en souffrance ou en évolution est le phénomène que j'ai constaté lorsque la personne était confrontée au questionnement de vouloir, ou non, reproduire un couple extérieur, vide d'implication, de réflexion, de projection et d'engagement vers l'avenir. Ceci conjugué avec l'évolution des « temps » a propulsé certains de ces parents de notre génération des années du troisième millénaire, à s'engager dans une prise en charge personnelle et à être porteurs d'un projet pour éduquer des enfants, leurs enfants autrement.

Des enfants d'une autre éducation

Ceci est la suite logique. D'un côté, comme j'ai essayé de le montrer, il y a soit des enfants laissés à l'abandon par des parents perdus en eux-mêmes, dans une société qu'ils appréhendent avec difficultés. Ils doivent se définir par la suite dans la complexité, les limites, les exagérations. Soit il y a l'image des enfants conçus sur une vision manichéenne du monde, allant des projets de clonages, à des projections farfelues – qui sont loin d'être des visions initiatiques à la Jules Verne ! – et qui proposent, telle une véritable lobotomie cérébrale, de remplacer l'intériorité de nos enfants par des programmes informatisés, etc.

Quand bien même la machine aurait fait une embardée, il faut en reprendre le contrôle car la laisser aller à la dérive n'amènerait à rien : ce monde appartient à l'homme, il lui est livré. C'est à lui d'en garder la direction. Une situation ne venant jamais sans apporter son antidote, même si la synchronie ne nous apparaît pas de façon évidente, la venue d'enfants d'une autre éducation est très certainement une partie de la réponse.

Alors, un autre modèle de parents, des parents modèles pour des enfants du même nom ? Pas tout à fait sûr.

Je propose une sagesse de vie quelque peu différente : il ne serait pas envisageable de pouvoir se dire, se convaincre de faire un travail sur soi, dans le but d'avoir des enfants différents, des enfants meilleurs ; mais cela pourrait être une raison de se mettre en marche. En effet, trouver un équilibre de vie personnel, extérieur et intérieur, mais aussi de couple, avec un partenaire faisant le même parcours de réflexion de vie, cela constitue, à la fois un choix personnel, mais aussi la meilleure voie pour faire venir au monde des enfants de bonheur, d'équilibre, porteurs d'un message de progression, d'évolution. En quelque sorte, cela commence par une auto-éducation parentale et l'acceptation de recevoir des enfants porteurs d'un message à découvrir.

À cela, je vois plusieurs raisons.

La sagesse de la vie « sait » ce qui est « bon pour nous », par opposition à certains apprentis sorciers qui jouent avec des règles universelles, quitte à s'en brûler les doigts. Combien de fois en faisons-nous le constat ? Pensant que telle situation était pour nous une catastrophe, ou nous évertuant, nous « tuant » d'efforts, pour obtenir telle ou telle chose, puis le temps passant, nous nous retournons sur notre vie et portons un regard différent. Nous avons alors la sensation qu'une force « extérieure », « un ange gardien » nous a protégé, nous a dirigé contre notre volonté initiale, instinctive, et que cela était finalement juste, bien, pour nous.

Aussi, tout comme nous le savons, le clonage d'enfant ne peut pas être intrinsèquement porteur d'avenir, pas plus que l'illusion de pouvoir « commander » des enfants avec telle ou telle particularité, comme si nous achetions un service ou un bien manufacturé *via* Internet ou *via* une centrale d'achat par correspondance. Bien évidemment, je ne pense pas à une demande grossière du type vouloir un enfant aux yeux bleus ou blond « comme sa mère », ni qu'il ait l'âme, la fibre musicienne comme son père !

Les parents qui ont travaillé sur eux-mêmes seront en mesure de comprendre, d'accepter la découverte d'un enfant, avec ses particularités. Ils savent qu'aller à sa rencontre est source d'émerveillement, dans le sens le plus simple du terme, de s'émerveiller, d'entrevoir, de comprendre. Ils savent aussi, par l'intermédiaire de cet enfant dont ils sont le dépositaire, que leur libération intérieure, qu'eux-mêmes en retour pourront guider, sera possible.

De nombreuses anecdotes me reviennent à l'esprit, mais j'ai choisi le travail avec ce couple pour sa « simplicité ».

Un couple d'une trentaine d'années. Le mari français, technico-commercial dans l'industrie, l'épouse américaine d'origine et professeur de mathématiques, avaient fait plusieurs années de travail de couple, aussi sur eux-mêmes, et s'étaient investis dans l'éducation de leurs deux premiers enfants, un garçon et une fille. Ils sont venus consulter, ayant entendu parler de mon travail, mais aussi parce que leur volonté d'avoir un troisième enfant était aussi liée à leur interrogation sur l'éventuel choix du sexe de cet enfant à venir. Les quelques séances que nous avions eues furent agréables dans leurs formes et permirent d'aborder, de dire les points de fond importants. J'ai revu, deux ans après, ce couple, lors d'une séance, alors que la femme était enceinte de huit mois. Rayonnante elle souhaitait faire, en compagnie de son mari, le point avant l'accouchement de cet enfant : quel projet d'éducation ? Ils m'annoncèrent la naissance de leur garçon et je fus invité à la fête qu'ils donnèrent à cette occasion. Pourquoi trouvaient-ils cet enfant si différent ? Comme tous les parents ?

J'ai recroisé ce couple alors que leur fils avait trois ans et la dernière fois lorsqu'il avait sept ans. Quels facteurs fallait-il prendre en compte, le fait qu'il m'ait sauté dans les bras, alors que manifestement il ne pouvait pas me reconnaître ? Que ses parents, de la famille ou des voisins le trouvent particulièrement attachant, au point de demander, sur un ton de demi-plaisanterie, s'il était possible de « passer commande » d'un enfant comme celui-ci ?

Le fait que ses parents trouvaient un plaisir particulier en sa compagnie, celui que cet enfant trouvait sa place dans cette fratrie, qu'il était plus facile à éduquer et qu'il semblait doué d'un sens aigu des situations, d'une vision et d'une analyse des personnes...

Un enfant d'une autre éducation parmi d'autres.

Chapitre IX

Vers une autre vie

La vie ne s'arrête pas là

J'ai essayé à travers ces pages de vous faire partager mon expérience vous permettant d'envisager, de vous approprier de nouveaux concepts, de nouvelles idées, de nouvelles pistes à exploiter pour libérer la grossesse tant attendue, que vous le fassiez seul ou que vous décidiez de vous faire accompagner. Si vous avez « la chance », le bonheur de constater après la lecture de cet ouvrage, parmi vos autres actions, démarches, que vous démarrez votre grossesse, dans les deux, trois mois qui suivent, passez à la case suivante !, sinon, faites-vous aider, cela me semblerait plus raisonnable.

Le savoir, la compréhension et l'approfondissement de la connaissance de soi, sont des facteurs importants de la libération de la grossesse, lorsque celle-ci se fait attendre, mais aussi, lorsque le couple souhaite penser de façon différente pour optimaliser la venue d'un « autre » enfant. Or, paradoxalement, bien que l'information soit disponible de nos jours quasiment *on line*, dans l'immédiateté, 24 heures sur 24, 7 jours sur 7, ces processus prennent du temps.

Très fréquemment, je fais remarquer aux couples avec lesquels nous avons travaillé à la venue d'un enfant que les mois d'attente du cycle qui annonce la bonne nouvelle du départ de la grossesse, les huit semaines suivantes pour s'assurer que

« c'est bien parti », « c'est pour du bon », le temps de s'installer à vivre, à découvrir ce parcours, initiatique lui aussi, sont presque imperceptibles. La période des quarante semaines de la gestation tire déjà à sa fin et il faut penser à l'après, c'est-à-dire à la préparation à l'accouchement. Et après ?

La vie continue et nous impose de régler de nombreuses obligations, souvent au détriment de « tout » pouvoir faire sereinement : ainsi va la vie !

La vie vous a imposé de vous arrêter pour libérer une grossesse, vous avez, par votre réflexion, décidé de prendre une période de recul avant de faire venir un enfant.

Les enfants de vos enfants

Nous pouvons constater que les « nouveaux » grands-parents sont arrivés : on les rencontre dans les files d'attente des cinémas, des entrées aux musées, jouant le rôle d'accompagnateurs et/ou de spectateurs, « supporters » d'une activité éducative ou sportive de leurs enfants et petits-enfants, faisant les courses familiales ou participant aux achats, aux besoins de ces derniers. Ils sont facilement reconnaissables, d'après la différence d'âge, d'après leurs différences de comportements ; que cela soit dans les transports en commun, dans les lieux publics ou plus simplement au restaurant, aux sports d'hiver ou sur les lieux touristiques, en week-end. Ils ont une attitude à la fois plus attentionnée et cool, prompts à communiquer, à expliquer, à s'impliquer pour créer une relation vivante. Certes, ils ne sont, certainement pour la plupart, plus en activité, étant de « jeunes retraités », beaucoup ayant bénéficié de départs anticipés à la retraite ces dernières années (ce qui ne sera plus une généralité aujourd'hui, réallongement du temps de travail). Pour ces jeunes retraités qui ne sont plus soumis au stress et à la fatigue des longues journées de travail et des obligations, des charges familiales quotidiennes, il est peut-être agréable de remplir une fonction, à bien des égards plus sympathique : avoir les enfants et leur donner dans les meilleurs moments de la vie, mais aussi « profiter » d'eux en dehors des contraintes de devoirs scolaires, ou tout simplement de leurs sautes d'humeur qu'ils réservent de préférence à leurs parents !

Mais, il me semble important qu'il n'y ait pas un glissement dans cette relation, et pour l'anecdote, j'ai entendu un jour une jeune fille d'une douzaine d'années appeler sa grand-mère : « super mam ». C'est à la fois un joli diminutif, un charmant sobriquet, mais chargé d'une connotation à lourd et double sens. Les grands-parents ne se substituent pas au rôle de parents qu'ils n'ont pas joué avec leurs propres enfants !

J'ai rencontré un « couple » dont la femme à cinquante ans ressentait tardivement un désir d'enfant et dont l'homme, son ami de douze ans son aîné vivait avec elle « côté cour », ou côté cœur, tandis que d'un autre côté il était toujours marié avec une femme dix ans plus âgée. Celle-ci vieillissait, était malade. Il ne souhaitait pas, vis-à-vis de ses enfants et petits-enfants, se séparer d'elle mais envisageait très sérieusement d'être le père d'un « autre » enfant. Malgré les efforts spectaculaires (d'ailleurs plus spectacle !) de certaines officines italiennes, elle ne réussit pas à être enceinte. Ils se tournèrent vers la voie de l'adoption « parallèle » et c'est à Kuala Lumpur en Malaisie, que bardés d'avocats et de dollars, ils adoptèrent une jolie petite fille de neuf mois.

La presse people nous raconte à grands coups de photos et de récits, les désirs d'enfants tardifs de certaines personnalités des arts, des spectacles, qui se réalisent. Les souhaits changent avec la modification des attitudes de la femme face à la grossesse, avec l'allongement de l'âge de procréation médicalement assistée, mais aussi les évolutions de la société, des structures du couple, et notamment la transformation de la femme face à sa potentialité de grossesses tardives.

Attention, les enfants de vos enfants ne sont pas vos enfants, mais vos petits-enfants.

Comme je l'ai expliqué, tout au long de cet ouvrage, les enfants sont le reflet de l'intériorité des parents ; ce n'est pas toujours facile à comprendre, à travailler, à accepter et à accompagner de façon positive et constructive. Il faut consentir à passer par les hauts et les bas que ce développement exige. C'est le travail et la chance à saisir de notre génération. C'est la raison pour laquelle, d'une part nous assistons, réduits à une forme d'impuissance qui nous afflige, à constater une dégradation sans fin ni fond de la relation parents/enfants, mais d'autre part nous assistons, ce livre cherche à en être le témoin vivant, à une évolution de la conscience, de la connaissance qui permet de trouver une transformation salutaire et inespérée.

Les petits-enfants sont le reflet, l'expression « de l'intériorité de l'intériorité » des grands-parents. C'est une des raisons pour lesquelles un enfant peut être marqué très profondément par la relation à un de ses grands-parents, et que *vice versa*, ces derniers peuvent ressentir un attachement viscéral à leurs petits-cnfants.

Lorsque nous aurons réussi, vous et moi, à élever le niveau de nos consciences, au point que l'acceptation de l'extériorité de nos enfants réjouira notre intériorité, nos petits-enfants percevront, recevront de nous une influence jusque dans « la moelle de leurs os » – expérience, initiation difficilement traduisibles –, tandis qu'ils éclaireront les profondeurs de nos inconscients, de notre âme.

Et tu vivras rassasié de tes jours

Tout le programme de travail que nous venons de vivre ensemble n'est-il pas suffisant à remplir toute une vie ? Cela en vaut bien la peine. Il y a de nombreux autres domaines d'exploration de la vie. Pour les uns, ce sera le travail de la réussite sociale et/ou professionnelle, pour les autres la santé, la réalisation de l'affirmation de soi, ou arriver à construire un couple, fonder une famille, éduquer ses enfants, etc.

La liste n'est pas exhaustive, loin s'en faut.

Maintenant la conclusion à laquelle je suis arrivé est que généralement nos vies sont relativement simples et qu'elles « tournent » autour d'un affrontement majeur, par exemple l'attente de la venue d'un enfant. Ce qui m'est apparu c'est que la concentration apportée à résoudre cet affrontement majeur, et les implications, les transformations qui s'imposent ont des répercussions positives sur d'autres aspects de la vie, venant presque par « enchantement » réajuster les autres aspects mineurs qui constituent toute vie.

J'ai rarement vu des histoires d'hommes, de femmes, de couples qui par comble de malchance étaient confrontés à des affrontements sur plusieurs plans. Il y a des exceptions, j'en ai rencontrées. Après avoir identifié clairement que ce couple, par exemple, vivait une situation avec de multiples problématiques, je proposai d'en prendre acte, en compatissant mais sans faiblesse, et je proposai de structurer ses différents plans d'affrontement dans la conscience. Il est ressorti que, dès que ces vies se mettent à résonner, à vibrer, à exister, elles recèlent, libèrent, des potentialités hors du commun, inattendues. Il faut être prêt à remonter ses manches et à dépasser les obstacles. Alors vient une libération accompagnée d'un dévoilement.

Bien entendu, il n'est à souhaiter à personne de vivre de pareilles douleurs pour l'accouchement de leur personnalité, et il ne peut être d'aucun recours de se lamenter outre mesure sur son sort, lorsque cette réalité s'est incarnée. Il est préférable de passer les contractions, prémices à la révélation. Bonne chance et beaucoup de courage.

J'ai beaucoup appris sur la vie en accompagnant des personnes dans les derniers jours de leur vie et j'ai constaté que, même pour des personnes atteintes de maladies graves, incurables et inexorablement invalidantes, le plus grand soulagement que la personne ressentait et souhaitait pour se libérer (je dirais même dont elle était souvent fortement en demande) était de pouvoir quitter ce monde en paix avec les siens, que cc soit avec le conjoint, avec les enfants, avec la famille, et *a fortiori* avec elle-même.

Une famille qui connaissait mon travail d'accompagnement m'avait demandé d'intervenir auprès de leur mère, âgée de plus de cent ans, qui était grabataire et bloquée au lit, ne communiquant plus et étant nourrie par sonde, nécessitant la présence de deux assistantes se relayant jour et nuit. En puisant dans l'histoire familiale, un « hasard » me fit découvrir l'événement suivant. Cette femme avait été mariée par sa famille en deuxième noce à un homme de plus de quinze ans son aîné, veuf, avec des enfants à charge. Lorsque survint la Seconde Guerre mondiale, ils fuirent l'Europe de l'Est cherchant des jours et des cieux meilleurs. Mais elle avait déjà quatre jeunes enfants à elle, en plus des cinq premiers de son mari. Ils transitèrent par la Suisse et épuisée par les vicissitudes de cette vie de nomade, la mère décida, pour passer ce cap difficile, de confier à une tante, l'aîné de ses enfants. Puis vint « le tour » de sa première fille âgée de cinq ans à l'époque, ne sachant véritablement quoi faire, elle l'accompagna et la plaça dans un internat. Au moment de mon intervention sur cette femme âgée, cette enfant était devenue femme à son tour, mariée, mère de grands enfants. Néanmoins celle-ci me raconta avec une émotion encore vive l'événement. Elle dit : « Le jour où mes parents m'ont accompagnée à cet internat, je savais qu'ils allaient me laisser et partir. Je pleurais, j'avais peur d'être livrée à des gens que je ne connaissais pas, et lorsque je demandai à l'intendante, si mes parents allaient revenir le soir même pour me chercher, je compris qu'elle me mentit. »

Cette enfant resta dans cette pension jusqu'à la fin de la guerre, puis les parents qui avaient réussi à émigrer aux États-Unis organisèrent son rapatriement par des membres de leur famille.
Arrivée aux États-Unis, très souvent malade, elle vivra chez une tante, qui n'étant pas mariée, s'occupa d'elle. Lorsque cette femme finit ses études et se maria, elle n'eut de cesse de vivre toujours loin, toujours en voyages, en perpétuels déplacements professionnels.
Lorsque je pris conscience de ce lourd héritage, non dit, qui existait depuis plus de cinquante ans, je proposai à cette femme de faire la paix avec sa mère, de permettre à sa mère de quitter ce monde. Cette fois-ci la situation était en sens inverse, c'était à la fille de laisser partir sa mère, en lui pardonnant. Comme par non-hasard, ce fut elle qui sollicita mon intervention et se chargea d'organiser la rencontre avec les frères et sœurs.
Finalement, lorsque cette femme, ayant pris conscience de l'enjeu de la situation qui lui était donnée de revivre, certes cette fois-ci dans une « apparente » logique de vie extérieure (la mort d'une femme âgée, malade, en fin de vie), elle prit la main de sa mère, elle réussit à lui parler, à lui ouvrir son cœur et épancher ses sentiments, à faire la paix avec elle.
Sa mère décédait dans les minutes qui suivirent.

Voilà, une des « histoires » que j'ai vécues et qui montre « qu'à la vie à la mort », les parents et les enfants sont liés et qu'ils tissent et libèrent des liens dont chacun détient un bout.

Je n'ai jamais soigné personne, n'ayant ni ce pouvoir, ni cette prétention hystérique, mais constaté que, depuis que les enfants ne naissent plus dans les choux et qu'ils n'arrivent plus apportés par les cigognes – dont on dit d'elles, qu'à l'instar de tous les autres oiseaux, elles ne protègent uniquement que leurs petits. La seule prérogative que je revendique est de permettre de créer, à travers un partenariat réflectif face aux parents, cet événement déclencheur qui va permettre à l'inconscient de libérer cette tension, révélatrice, dans le corps physique, annonciatrice, de la seule chose que les parents souhaitent entendre : le premier cri de cet enfant qu'ils ont tant attendu.

Être ou ne pas naître telle était la question.

BIBLIOGRAPHIE

Ben Soussan Patrick, *La Grossesse n'est pas une maladie*, Éd. Syros, 2000.

Cohen Jean (Dr) et Ramogida Chantal, *Nous voulons un bébé. Aux frontières de la stérilité, ce que vivent les couples, ce que peuvent les médecins*, Éd. Seuil, 2000.

Colonna-Césari Christine, *La Grossesse du père*, Éd. Médicis, 2003.

Garnier-Petit Catherine, *Mal de mère, mal d'enfant : angoisse et bonheur de la maternité*, préface de Marcel Rufo, Éd. Albin Michel, 1999.

Hautier Marie et Seif Rony, *Choisir le sexe de votre enfant*, Éd. Marabout, 2000.

Horowitz Elizabeth, *Se Libérer du destin familial*, Éd. Dervy, 2000.

Labro Françoise et Papa François, *Choisir le sexe de votre enfant par la méthode du régime alimentaire*, Éd. Lattès, 1995.

Odoul Michel, *Dis-moi où tu as mal, je te dirai pourquoi*, Éd. Albin Michel, 2002.

Pernoud Laurence, *J'attends un enfant*, Éd. Horay, 2004.

Schilte Christine, *Vouloir un enfant*, Éd. Hachette, 2001.

Serkine Alain-Michel, *La Grossesse*, Éd. Orban, 2000.

Servan-Schreibert David, *Guérir le stress, l'anxiété, la dépression sans médicaments ni psychanalyse*, Éd. R. Laffont, 2003.

Szejer Myriam et Stewart Richard, *Ces neuf mois-là. Une approche psychanalytique de la grossesse et de la naissance*, préface du Pr René Frydman, Éd. Robert Laffont, 2002.

Stolkowski Joseph et Choukroun Jean, *Garçon ou fille ? Le choix par la sélection préconceptionnelle*, Éd. Chiron, 1991.

« Merci à Stéphanie Garcia, notre “prêt-plume”
qui a su éclairer l’écriture de ce livre
avant de donner le jour à son petit garçon. »
stephanie@pret-plume.com

TABLE DES MATIÈRES

Mise en page par Édimicro
29, rue Descartes – 75005 PARIS
Tél. : 01 43 25 35 77 & 36 77 – Télécopie : 01 43 25 37 65
e-mail : edimicro.net@wanadoo.fr

Achevé d'imprimer en avril 2004
sur les presses de la Nouvelle Imprimerie Laballery
58500 Clamecy
Dépôt légal avril 2004
Numéro d'impression : 404035

Imprimé en France